Mathias Wais

Neuropsychologie für Ergotherapeuten

praxis ergotherapie

verlag modernes lernen - Dortmund

praxis ergotherapie

Mathias Wais

Neuropsychologie für Ergotherapeuten

Grundlagen und Behandlung

verlag modernes lernen - Dortmund

© verlag modernes lernen
1. Auflage 1987
2. unveränderte Auflage 8. 1988
3. unveränderte Auflage 5. 1990
verlag modernes lernen Borgmann KG — D - 4600 Dortmund 1
Gesamtherstellung: Löer Druck GmbH, Dortmund 1

 Bestell-Nr. 1012   ISBN 3-8080-0125-9

Inhalt

Behandlung

Einleitung

In dem vorliegenden Buch sind die Kenntnisse und Erfahrungen des Autors auf dem Gebiet der klinischen Neuropsychologie zusammengefaßt. Diese Zusammenfassung soll Menschen, die in der praktischen neuropsychologischen Rehabilitationsarbeit mit Hirnverletzten stehen, eine Grundlage für ihr therapeutisches Handeln geben. Angesprochen sind in erster Linie Ergotherapeuten, Arbeitstherapeuten, aber auch Heilpädagogen, Sonderschullehrer und Logopäden. Der Autor möchte diese Praktiker in ein neuropsychologisches Denken hineinführen, das sie zu selbständigem diagnostischem und therapeutischem Handeln auf dem Gebiet der hirnschädigungsbedingten kognitiven Störungen befähigt. Es kommt ihm weniger auf die Vermittlung einzelner Kenntnisse oder gar auf eine Darstellung wissenschaftlicher Kontroversen zu einzelnen Fragen der Neuropsychologie an. Zur Befriedigung entsprechender Bedürfnisse sind im Literaturverzeichnis, im Anhang, einige Hinweise gegeben. Vielmehr wurde eine Geschlossenheit der Darstellung angestrebt, die durch ständiges Zitieren und Quellen-Nachweisen gestört worden wäre.

Ausdrücklich sei hervorgehoben, daß der Autor mit dem weitläufigen Gebiet der „frühkindlichen Hirnschädigung" bzw. der „minimalen cerebralen Dysfunktion" kaum eigene Erfahrungen hat und deshalb diesen Themenbereich ausklammert. In der Fachliteratur der Ergotherapeuten gibt es hierzu sehr kompetente Darstellungen, auf die hiermit verwiesen sei.

Ich danke den Ergotherapeutinnen und Ergotherapeuten, mit denen ich in den letzten 10 Jahren als Kollegen oder im Rahmen von Fortbildungsveranstaltungen und Seminaren zusammengekommen bin. Aus solchen Begegnungen ist dieses Buch entstanden.

Die Grundlagen

Wie hat sich Neuropsychologie entwickelt?

Neuropsychologie befaßt sich mit dem Zusammenhang zwischen Erleben und Verhalten einerseits und Gehirnvorgängen andererseits. Klinische Neuropsychologie untersucht und behandelt Störungen im Erleben und Verhalten, die in Zusammenhang stehen mit Vorgängen im kranken oder geschädigten Gehirn.

Was wir heute Neuropsychologie nennen, war noch bis in die 50er Jahre, vor allem in Europa, ein Teilgebiet der Medizin. Einige für dieses Fach grundlegende Entdeckungen stammen deshalb von, meist praktisch arbeitenden, Ärzten. Zu einem Teilgebiet der Psychologie wurde die Neuropsychologie vor allem aus methodischen Gründen: Zunehmend wurde die Notwendigkeit erkannt, experimentalpsychologische, also wissenschaftlich anerkannte Untersuchungsverfahren anzuwenden, wenn man zu objektiven, von der subjektiven Erfahrung des einzelnen Untersuchers unabhängigen Ergebnissen kommen wollte. Es entstand in den 60er Jahren die experimentelle Neuropsychologie, die sehr viele wichtige Erkenntnisse und vor allem fruchtbare Fragestellungen hervorbrachte. Es liegt in der Natur der experimentalpsychologischen Vorgehensweise, daß endgültige Erkenntnisse kaum zu erlangen sind. Der Kenntnisstand sollte sich immer weiter entwickeln und verändern. Die Geschichte der Neuropsychologie ist erst an ihrem Anfang. In diesem Sinn soll das hier Dargelegte zwar praxisrelevant sein, aber es ist nur ein vorläufiges Wissen, das nicht zuletzt durch den praktisch-therapeutisch Tätigen auf seine Stichhaltigkeit überprüft werden und teilweise sicher auch weiterentwickelt werden muß.

1.1. Die Lokalisationsfrage

Die erste Frage in der Neuropsychologie war die nach dem **Ort** solcher seelischen „Fähigkeiten" wie Rechnen, Denken, Hören usw. Schon Anfang des 19. Jahrhunderts fragte der Arzt Franz Gall nach der **Lokalisation** seelischer Vorgänge und Fähigkeiten. Er kam aufgrund eigener, aus heutiger Sicht aber methodisch unzureichender Untersuchungen zu der Auffassung, daß man aus der Schädelform auf bestimmte Charaktereigenschaften schließen könne (Phrenologie). Z.B. seien Menschen mit einem an den Schläfen etwas „eingedellten" Schädel mißtrauisch und mißmutig. Gall nahm an, daß an dieser Stelle Hirnmasse fehle, die normalerweise für „Fähigkeiten" wie Vertrauen oder Gelassenheit zuständig sei.

Wenngleich man diesen heute eher amüsierenden Ansatz wieder verlassen hat, so blieb doch die hier aufgeworfene Fragestellung nach der Lokalisation von „Fähigkeiten" bis heute von erheblichem theoretischem und praktischem Interesse.

Seriöser, weil nicht so spekulativ und subjektiv gefärbt wie Galls Theorie, und für die weitere Entwicklung der Lokalisationsfrage sehr hilfreich war dann die Entdeckung von *Brodmann* (1909), daß die Hirnrinde sich einteilen läßt in cytoarchitektonisch unterschiedliche Felder (Abb. 1). D.h. die Großhirnrinde setzt sich nicht überall aus den gleichen Nervenzellen zusammen, sondern bestimmte Nervenzelltypen bilden Gruppen oder Felder, die mit dem Mikroskop gut voneinander zu unterscheiden sind. Brodmann hat damit eine *Hirnkarte* erstellt, die im Wesentlichen heute noch gilt; auch seine Numerierung dieser Felder verwendet man heute noch.

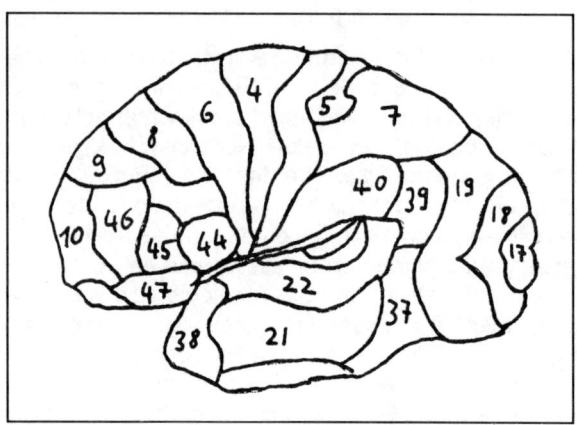

Abb. 1: Brodmann-Hirnkarte der cytoarchitektonisch unterscheidbaren Felder

1934 veröffentlichte dann der Neurologe *Kleist* eine Lokalisationskarte, auf der nun den von Brodmann entdeckten Feldern jeweils bestimmte seelische Fähigkeiten oder Eigenschaften zugeordnet wurden (Abb. 2).

Zu dieser Zuordnung waren er und andere Forscher durch Einzelfalluntersuchungen von hirnverletzten Personen gekommen, die klar begrenzte und umschriebene Hirnsubstanzschädigungen hatten, also z.B. Soldaten mit Kugeldurchschüssen oder -einschüssen im Gehirn. Wenn z.B. einige solcher Hirnverletzter mit Einschüssen im Feld Nr. 11 sich als „unsozial", irgendwie rücksichtslos gegen die Gemeinschaft zeigten, so folgerte man, in Feld 11 „sitze" der „Gemeinschaftssinn" oder die „Gesinnung".

Wenngleich einige der so gefundenen Lokalisationserkenntnisse auch heute noch als richtig gelten, so muß man sich doch im klaren sein, daß diese Art der Untersuchung mehrere Denkfehler enthält:

1. Wenn nach Verletzung von Feld 11, um im Beispiel zu bleiben, „unsoziale" Einstellungen oder Verhaltensweisen auftreten, so kann man eben nicht schließen, daß in Feld 11 ein sozialer Sinn „sitze". Vielmehr kann man nur schließen, daß die Unversehrtheit von Feld 11 notwendig ist, damit soziale Ein-

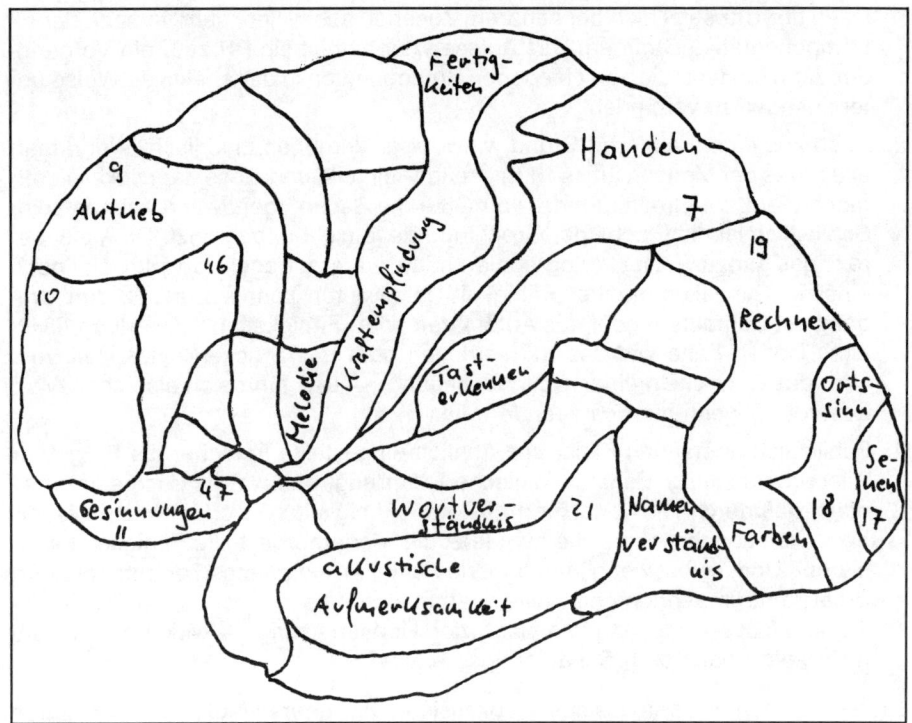

Abb. 2: Lokalisationskarte nach Kleist mit einigen Lokalisationsbeispielen

stellungen und Verhaltensweisen auftreten können. Ob und evtl. welche anderen Felder an dem ja sehr komplexen Bereich „sozialer Sinn" beteiligt sind, kann man ja gar nicht feststellen mit dieser Untersuchungsmethode.

2. Die „Lokalisationisten", also die Neurologen, die alle seelischen Fähigkeiten einem Feld oder Zentrum auf der Großhirnrinde zuordnen wollten, machten stillschweigend eine Voraussetzung, die sie selbst gar nicht untersucht hatten: Sie setzten voraus, daß psychische Erlebens- und Verhaltensbereiche wie z.b. der „soziale Sinn" oder auch so banale psychische Fähigkeiten wie das Ablesen der Uhrzeit oder das Rechnen etwas Statisches, in sich Abgeschlossenes, Starres sind, das wie ein fest verschnürtes Paket irgendwo isoliert „sitzen" kann. Man nahm an, und es wäre ja auch so schön einfach gewesen, daß man psychische Fähigkeiten ebenso untereinander klar abgrenzen könnte wie, nach der Brodmann-Karte, die Nervenzellgruppen untereinander klar abgegrenzt werden konnten.

Diese Vorstellung isolierter, in sich abgeschlossener psychischer Fähigkeiten ist falsch. Selbst eine scheinbar so einfache psychische Leistung wie das Ablesen der Uhr setzt sich bei näherem Zusehen aus vielen, sehr verschiedenen Komponenten zusammen. Das Ablesen der Uhr ist ein **Prozeß**, ein Vorgang, der darin besteht, die verschiedenen Komponenten in der effektiven Weise untereinander zu verbinden.

3. Noch aus einem anderen Grund war Kleists Vorgehen unlogisch. Wenn man alles, was der Mensch tut, in „Fähigkeiten" einteilt, und diese dann lokalisieren möchte auf der Großhirnrinde, so müßte die Sache irgendwann zuende sein. Schließlich ist die Fläche der Großhirnrinde ja nicht unbegrenzt. Da Kleist bereits das **ganze** Gebiet kartographiert hatte, wäre zu fragen, wo man jetzt noch eine neu hinzukommende „Fähigkeit" lokalisieren könnte wie z.B. den Umgang mit Computern oder das Autofahren oder „Fähigkeiten", die er begrifflich nicht isoliert hatte wie das Kaffeetrinken oder das Stricken eines Pullovers oder das Entwickeln einer Weltanschauung. — Das führt sich also schnell ad absurdum, wenn man es zuende denkt.

4. Schließlich übersahen Kleist und ähnlich eingestellte Forscher die Frage der Wiederherstellung. Es ist ja klinische Erfahrung, und war es auch schon damals, daß durch Hirnverletzung gestörte „Fähigkeiten" sich teilweise wiederherstellen können. Wo sollte man jetzt die wiederhergestellte Fähigkeit lokalisieren? Und, selbst wenn man für jede Fähigkeit ein zweites Zentrum, eine Art Ersatzzentrum, annehmen wollte, warum wurde es erst nach längerer Zeit — Tage, Wochen oder Monate nach der Hirnverletzung — wirksam? Warum nicht sofort nach dem Schädigungsereignis?

Diese Argumente gegen das starre Lokalisieren isolierter Fähigkeiten veranlaßten einige Forscher, eine extreme Gegenposition zu beziehen. Sie wollten auf das Lokalisieren ganz verzichten und meinten belegen zu können, daß bei jeder psychischen Tätigkeit immer das Gehirn als Ganzes arbeite. — Der Streit zwischen den „Lokalisationisten" und den „Antilokalisationisten" ist bis heute nicht beigelegt. U.a. durch den russischen Neuropsychologen _Luria_ ist inzwischen aber eine dritte Auffassung aufgetaucht, die diese beiden scheinbar unvereinbaren Gegenpositionen miteinander verbindet und zu einer modernen Fragestellung führt. — Um nun diese dritte Auffassung hier entwickeln zu können, wollen wir zunächst darlegen, was von den beiden anderen Auffassungen heute noch als gültig betrachtet werden kann.

Eine Erkenntnis, die lange Zeit geradezu als Beweis für die lokalisationistische Position galt, war die Entdeckung eines **motorischen Sprachzentrums** in der linken Schläfengegend durch _Broca_ (1861). Broca hatte herausgefunden, daß Personen mit Hirnverletzungen in der vorderen Schläfengegend nicht mehr oder gestört sprachen, die Grammatik gar nicht oder falsch anwendeten, oft nur noch in Ein-Wort-Sätzen oder Zwei-Wort-Sätzen sprachen und Mühe hatten, überhaupt Worte zu formulieren — wie jemand, der zum ersten Mal versucht, ein Wort einer Fremdsprache auszusprechen. — Gleichzeitig stellte Broca fest, daß diese Patienten gesprochene Sprache aber weiterhin gut verstanden.

Wenig später entdeckte *Wernicke* das Gegenstück, das **sensorische Sprachzentrum (1874)**. Es liegt ebenfalls in der Schläfenregion, aber weiter hinten zum Ohr hin und etwas tiefer als das motorische Sprachzentrum. Verletzungen in diesem Gebiet führten in erster Linie zu Sprachverständnisstörungen bis hin zu dem merkwürdigen Bild, daß ein Patient zwar viel und flüssig sprach, aber **selbst** offensichtlich nicht verstand, was er sagte.

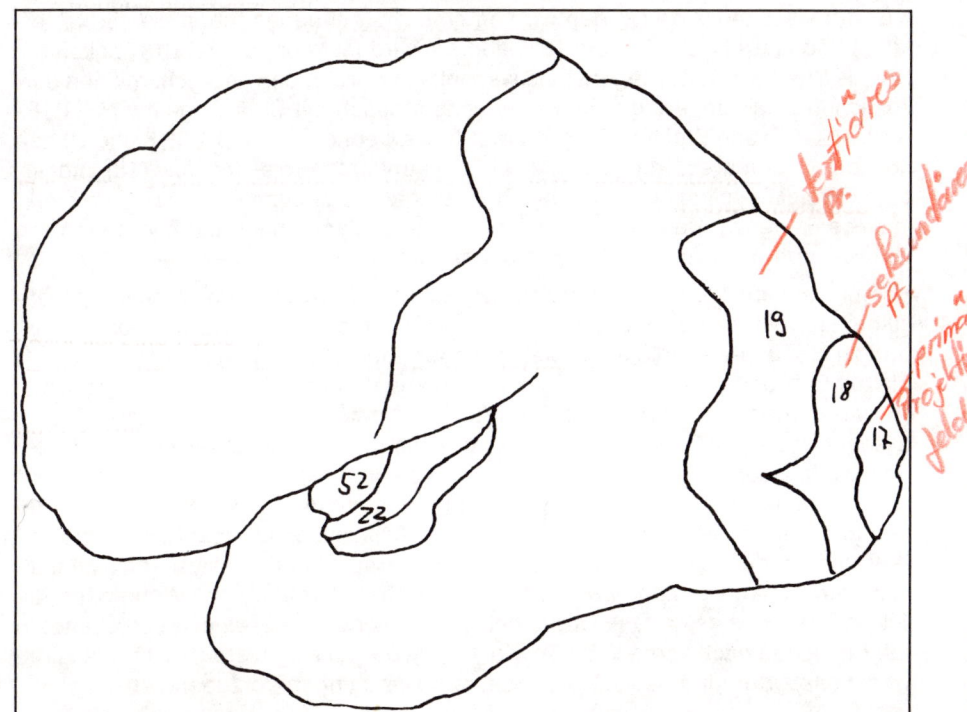

Abb. 3: Lokalisation der akustischen und visuellen Projektionsgebiete

Die Existenz dieser beiden Sprachzentren in der linken Hirnhälfte ist im Kern heute noch unbestritten — wenngleich man heute auch diese Sache wesentlich differenzierter sieht und noch ganz anders lokalisierte Hirngebiete zum Sprachvorgang hinzurechnet.

1.2. Anatomische Grundlagen der Lokalisationsfrage

Es gibt schon in der Kleist'schen Hirnkarte festgelegte Hirngebiete, deren Zuordnung zu bestimmten psychischen Tätigkeiten deswegen unbestreitbar ist, weil diese Zuordnung eine anatomische Grundlage hat. Betrachten wir noch einmal die Brodmann-Karte, diesmal aber nur mit zwei Ausschnitten (Abb. 3). An der Spitze der Hinterhauptregion sehen wir Feld 17. Dieses Feld 17 ist in beiden Hirnhälften Endpunkt einer Nervenbahn, die bei den Augen beginnt. Visuelle Informationen kommen hier an und werden hier erst einmal in elementarer Weise analysiert. Das Feld 17 umgebende Feld 18 wird wiederum fast nur von Feld 17 „beliefert". Feld 18 vergleicht eingegangene visuelle Informationen mit anderen visuellen Informationen, die es einer Art Archiv entnimmt. Durch solch einen Vergleich wird z.B. der visuelle Eindruck, den wir von einem Stuhl haben, eben als „Stuhl" erkannt und klassifiziert. — Feld 19 wiederum wird fast nur von Feld 18 „beliefert": Der als Stuhl erkannte Gegenstand wird jetzt in Verbindung gebracht mit den persönlichen Erfahrungen, die der betreffende Mensch mit Stühlen gemacht hat. Er wird jetzt z.B. den Stuhl als **bequemen** Stuhl erkennen. — Feld 17, 18 und 19 heißen jeweils primäres Projektionsfeld (17), sekundäres Projektionsfeld (18) und tertiäres Projektionsfeld (19), weil das Sinnesorgan Auge seine Informationen direkt in diese Felder zur Bearbeitung projiziert. — In diesem Sinn ist die Zuordnung von Hirnfeld und psychischer Tätigkeit unbestreitbar.

Komplexer wird der Vorgang, wenn nun Feld 19 in die umliegenden Hirngebiete seine Ergebnisse weiterleitet. Diese Gebiete gehören zum Assoziationscortex, d.h. zu Hirngebieten, die selbst keine Sinneswahrnehmung verarbeiten, sondern die die Ergebnisse solcher Verarbeitungen aus den verschiedenen Sinnesgebieten miteinander und mit eigenen Erfahrungen der betreffenden Person verbinden, assoziieren. — Im Beispiel der Stuhlwahrnehmung könnte es jetzt sein, daß der Assoziationscortex, nachdem er von Feld 19 die Information erhalten hat „da steht ein bequemer Stuhl", diese in Verbindung bringt mit der akustisch aufgenommenen Information „Setzen Sie sich doch". Der Assoziationscortex könnte jetzt beides miteinander verbinden, indem er versucht, räumlich zu analysieren, wie man von dem Punkt, wo man eben steht, zu dem Stuhl kommt, usw. Wenn dann die Situation so weit geklärt ist, würde der Assoziationscortex seine ausgearbeiteten Informationen nach vorne in die Stirnregion geben. Diese besteht fast nur aus Assoziationscortex und hat u.a. die Aufgabe, Handlungen vorzubereiten.

Was man also gut lokalisieren kann, sind die Verarbeitungen der Sinneseindrücke aus den verschiedenen Sinnesgebieten. Die 3 Felder im Schläfengebiet analysieren akustische Informationen, wie das für Feld 17, 18 und 19 dargestellt wurde. Im Scheitelbereich des Großhirns gibt es ebenfalls Projektionsfelder, die die Körperwahrnehmung und Körperbewegung betreffen. Auch hier ist die lokalisatorische Zuordnung eindeutig, weil es direkte Nervenverbindungen gibt zwischen diesen Hirnfeldern und entsprechenden Körperteilen.

Eine wichtige Rolle spielt bei den Projektionsfeldern des Scheitelgebiets das Prinzip der **somatotopischen Projektion:** Die Abbildung, die Projektion der einzelnen Körperteile auf das Hirnrindenfeld, das für die Körperwahrnehmung zuständig ist, folgt nicht der tatsächlichen Größe der Körperteile, sondern deren Bedeutung. Kartographiert man das, so erhält man das auf dem Kopf stehende „Gehirnmännchen" — ein motorisches vor der Zentralfurche, ein sensorisches dahinter.

Für unser Handeln ist z.B. die Hand von größter Bedeutung, wesentlich weniger Bedeutung kommt aber dem Rumpf zu. Entsprechend nimmt die Projektion der Wahrnehmungen, die wir mit der Hand machen, einen weit größeren Raum in Anspruch als die Projektion der mit dem Rumpf gewonnenen Informationen. — Das gleiche Prinzip gilt für das motorische „Gehirnmännchen". Hier geht es um die umgekehrte Projektion vom Gehirn auf die Körperteile (Abb. 4) Hier erkennt man z.B., daß die Steuerung der Hand und der Mundmuskulatur einen sehr breiten Raum einnimmt gegenüber der Steuerung z.B. des Fußgelenks.

Nun sind alle diese motorischen und sensorischen Projektionsfelder umgeben von und miteinander verbunden durch die Assoziationsgebiete. In diesen geschehen die eigentlichen geistigen und seelischen Vorgänge, wenn wir darunter höhere Prozesse verstehen, die nicht mehr an Sinneseindrücke gebunden sind, sondern diese zu Erfahrungen oder mit Erfahrungen verbinden (hinterer Teil der Rinde) und sie in Handlungsabsichten umsetzen (vorderer Teil des Gehirns).

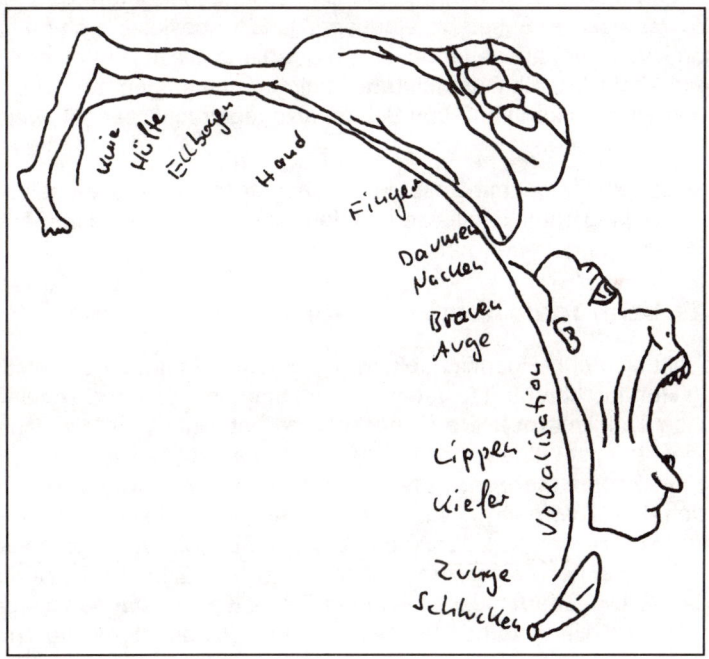

Abb. 4: „Gehirnmännchen": Prinzip der somatotopischen Projektion am Beispiel der Motorik (nach Luria)

Man kann mit *Luria* die Assoziationsgebiete in zwei Bereiche einteilen. Dazu faßt man alles, was hinter der Zentralfurche liegt, also Parietallappen, Temporallapen und Okzipitallapen, zu einer funktionalen Einheit zusammen und setzt es funktional ab gegen alles, war vor der Zentralfurche liegt, also den Frontallappen. Die hintere Einheit setzt Eindrücke und Erfahrungen aus den verschiedenen Sinnesgebieten zusammen, tut dies auch probeweise, faßt zusammen, bildet Begriffe, analysiert diese wiederum, kurzum sie strukturiert unsere Erfahrung. Die vordere Einheit, zu der es Nervenverbindungen von der hinteren Einheit aus gibt, macht aus solchen die Erfahrung strukturierenden Vorgängen Handlungsabsichten und läßt einige davon dann zu konkreten Handlungsplänen werden. Diese steuern über die vordere Zentralfurche, wo ja die motorische Projektion auf den Körper lokalisiert ist, die entsprechenden Handlungsschritte. Dabei können die im Assoziationscortex strukturierenden, Verständnis schaffenden Prozesse nicht mehr eindeutig lokalisiert werden. Je nach Art der Aufgabe sind andere Hirnrindengebiete beteiligt.

Zwar kann man mit einer modernen Methode, der „regionalen cerebralen Hirndurchblutung (rCBF)" einen im Assoziationscortex entstehenden Gedanken regelrecht verfolgen: In das das Gehirn versorgende Blutgefäßsystem wird eine rasch zerfallende radioaktive Substanz eingespritzt. Ein spezieller Schirm registriert nun die somit vom Hirn ausgehende leichte Strahlung. Da in Hirnfeldern, in denen aktuell gearbeitet wird, die Durchblutung zunimmt, nimmt hier auch die radioaktive Strahlung zu. Man kann auf dem Schirm also regelrecht „sehen", welche Hirngebiete gerade arbeiten.

Man kann aber eben nicht mit dieser Methode oder sonstwie jeden geistigen oder seelischen Vorgang damit lokalisieren in dem Sinn, daß man ihn immer da finde, wo man ihn einmal gesehen hat.

1.3. Was kann man überhaupt lokalisieren?

Was also läßt sich nun eigentlich lokalisieren? — Wie man mit der Methode der regionalen Hirndurchblutung feststellen kann, sind an fast jeder, scheinbar noch so einfachen Tätigkeit **mehrere** Hirnabschnitte beteiligt. Auch die genaue klinische Beobachtung zeigt das schon. Eine so banale Tätigkeit wie das Ablesen einer Analoguhr ist von **mehreren** Stellen her störbar. Wenn wir eine Uhr ablesen, so setzt sich dieser Vorgang zusammen aus mindestens folgenden elementaren Verarbeitungsprozessen (vgl. auch den Abschnitt über die Uhrzeitagnosie): 1. Die räumliche Stellung der Zeiger zueinander und zu den Ziffern muß richtig analysiert werden. 2. Die Ziffern müssen in ihrem Zahlenwert verstanden werden. 3. Es muß eine Zeitvorstellung vorhanden sein. 4. Es muß in die räumliche Analyse der Zeigerstellung das „Wissen" eingebracht werden, daß die Zeiger von links nach rechts laufen — eben im Uhrzeigersinn. 5. Die Uhr muß als Uhr erkannt werden. — **Diese verschiedenen Verarbeitungsprozesse sind das, was man lokalisieren kann.** — Bestimmte Hirnrindenabschnitte sind darauf spezialisiert, räumliche Informationen zu analysieren; andere Hirnrindenabschnitte haben die Aufgabe, Symbole, Ziffern und Buchstaben zu verstehen; wieder andere machen nichts

16

anderes, als Gegenstände zu erkennen (vgl. das oben über Feld 18 und 19 Gesagte); und schließlich sind es wieder andere Hirnrindenabschnitte, die die Richtungsdynamik „von links nach rechts" in die räumliche Analyse einbringen. — Schon ein so schlichter Vorgang wie das Ablesen einer Uhr erfordert somit das Zusammenspiel mindestens der genannten räumlich durchaus getrennten Hirnrindenabschnitte. Insofern kann man das Uhrablesen gar nicht lokalisieren, sondern eben nur die Verarbeitungsprozesse, aus denen es sich zusammensetzt.

Wenn nun bei Schädigung eines Hirnrindenabschnitts, der, sagen wir, die Ziffernanalyse leistet, das Uhrablesen gestört ist, so dürfen wir folglich nicht schließen, in diesem Abschnitt „sitze" das Uhrablesen. Vielmehr ist durch diese Schädigung **eine** Komponente des komplizierten Vorganges gestört; erst als Folge davon mißlingt auch der Gesamtvorgang.

Entscheidend für eine therapierelevante Diagnostik — und deshalb wird die Lokalisationsfrage hier überhaupt behandelt — ist nun eine genaue Beobachtung der **Art des Mißlingens.** Nicht daß bzw. ob etwas mißlingt, sondern **wie** es mißlingt, ist unsere wichtigste diagnostische Frage.

Um im Beispiel zu bleiben: Die Art, wie das Uhrablesen mißlingt, ist natürlich eine andere, je nachdem welche(r) der beteiligten Hirnrindenabschnitte geschädigt sind. Ist das Ziffernverständnis gestört, so wird der Pt die Uhrzeit in Abb. 5 ablesen als, sagen wir, „9 nach 5", d.h. er erfaßt die Zeigerstellung richtig, bringt aber die Ziffern durcheinander. — Der Patient mit Schädigung eines Hirnrindengebietes, das mit der räumlichen Analyse befaßt ist, wird vielleicht sagen, „Es ist halb 7"; d.h. er erfaßt nur, daß ein Zeiger ungefähr zur 7 zeigt, dessen räumliches Verhältnis zum anderen Zeiger ignoriert er aber. Ein solcher Patient könnte evtl. auch den langen und den kurzen Zeiger verwechseln. Er würde dann z.B. sagen „Es ist zwanzig vor 2". — Eine sorgfältige und wiederholte Beobachtung der Art des Mißlingens zeigt uns, welche Verarbeitungsprozesse wir therapeutisch angehen müssen. — Mit diesem Ansatz wollen wir in Kapitel 7 einige exemplarische Behandlungsstrategien erarbeiten.

Je nach Lokalisation der Schädigung ist also die Art des Mißlingens, d.h. die Art des Symptoms verschieden. D.h. jede Normalfunktion ist von meist sehr vielen verschiedenen Stellen her störbar. Umgekehrt ist nahezu jeder Hirnrindenabschnitt an mehreren Funktion beteiligt. Eine Schädigung **eines** solchen Hirnrindenabschnitts muß folglich zu **mehreren** Symptomen führen, d.h. es sind dann meist mehrere Funktionen gestört.

Wenn z.B. das Ziffernverständnis gestört ist, so wird als Folge davon natürlich nicht nur das Uhrablesen mißlingen; vielmehr ist ein solcher Patient dann auch beeinträchtigt in solchen Funktionen wie dem Rechnen; er würde auch Zahlenangaben auf Kochrezepten falsch verstehen und folglich Ungenießbares kochen; er würde mit Telefonnummern durcheinander kommen; er würde seine Bankauszüge nicht mehr oder falsch verstehen.

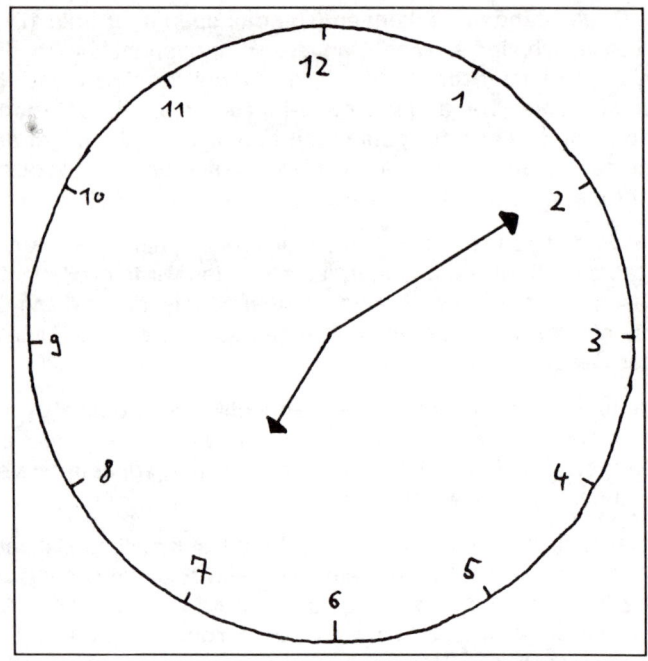

Abb. 5

Andererseits kann ein solches „Symptom" wie das Kochen von Ungenießbarem auch entstehen, wenn jemand z.B. durch die Hirnschädigung eine Raumanalyse-störung hat. Er würde dann räumliche Angaben im Rezept wie „darunter", „Mitte", „außen" nicht richtig auffassen und hätte Schwierigkeiten mit den Mengenverhält-nissen („doppelt so viel Wasser wie Reis"). — Das gleiche Symptom kann also durch Schädigung ganz verschiedener Hirnrindengebiete auftreten. Lokalisa-tionsspezifisch ist dabei nur die Art des Symptoms, das Wie des Mißlingens.

Wir fassen zusammen: Ein- und dieselbe Normalfunktion ist von mehreren Stellen her störbar, und die Schädigung ein- und derselben Stelle führt zu mehreren ver-schiedenen Symptomen.

Zurückkommend auf unsere Ausgangsfrage — was kann man eigentlich lokalisie-ren? — können wir jetzt feststellen: Man kann weder Normalfunktionen noch Symptome (gestörte Funktionen) lokalisieren. Lokalisierbar sind lediglich die Komponenten, d.h. die einzelnen Verarbeitungsprozesse, aus denen sich eine Normalfunktion zusammensetzt.

Diese von dem russischen Neuropsychologen *Luria* entwickelte Auffassung neh-men wir als Modellvorstellung für die Tätigkeiten der Großhirnrinde, wenn wir in Kapitel 6 und 7 die Behandlung der neuropsychologischen Störungen entwickeln.

Diese Modellvorstellung eröffnet uns auch einen fruchtbaren Zugang zur Frage der funktionalen Hemisphärenasymmetrie, die uns im nächsten Kapitel beschäftigen wird.

2 Die funktionale Hemisphärenasymmetrie

Das Gehirn besteht aus zwei anatomisch fast symmetrischen Hälften. — Worin genau besteht der Unterschied zwischen diesen beiden Hemisphären?

In den letzten Jahren sind immer wieder Listen aufgestellt worden mit Fähigkeiten, die man der linken Hemisphäre zugeordnet hat, und mit Fähigkeiten, die man der rechten Hemisphäre zugeordnet hat. Ohne es zunächst zu bemerken, hat man damit den alten Streit zwischen Lokalisationisten und Antilokalisationisten wieder entfacht. Man wollte z.B. die Fähigkeit des Rechnens links, die des Musikverständnisses rechts lokalisieren. Andere bestritten, daß man überhaupt für die beiden Hemisphären unterschiedliche Fähigkeiten finden könne. Es hing stark von der methodischen Vorgehensweise ab, in welches der beiden Lager man sich schlug.

Unbestritten war die Dominanz der linken Hemisphäre für die Sprache. Die split-brain-Forschung säte hieran erste Zweifel: „Split brain" meint Menschen, bei denen als letztes Hilfsmittel gegen eine sonst nicht zu beherrschende Epilepsie Nervenfasern durchtrennt wurden (die Kommissuren), die die beiden Hirnhälften miteinander verbinden. Ein Nebenergebnis dieser (früher seltenen und heute gar nicht mehr angewendeten) Behandlungsmethode war ein Gehirn, dessen beide Teile getrennt voneinander arbeiteten. Da die Hemisphären ja die jeweils gegenüber liegende Körperhälfte steuern, bzw. von jeweils der gegenüberliegenden Körperhälfte Sinnesinformationen erhalten, hatte man also folgende Situation: Eine Aufgabe wie z.B. „Zeichnen Sie diesen Baum ab", die mit der rechten Hand ausgeführt wurde, war mit Sicherheit von der linken Hemisphäre gelöst worden. Eine Aufgabe, die mit der linken Hand ausgeführt wurde, war mit Sicherheit von der rechten Hemisphäre gelöst worden. Man konnte bei diesen Menschen untersuchen, welche Aufgabentypen die linke, welche die rechte Hemisphäre lösen konnte. Am spannendsten war es aber, daß man die Lösungen beider Hemisphären bei ein- und derselben Aufgabe vergleichen konnte.

Diese Art Forschung war dann auch mit Gesunden möglich, und zwar aufgrund der anatomischen Tatsache, daß die visuelle Information von **beiden** linken Retinahälften des Auges in der Hauptsache zur linken Hemisphäre geleitet werden, und die visuellen Informationen der beiden rechten Retinahälften zur rechten Hemisphäre (Abb. 6). Was wir also im rechten Gesichtsfeld wahrnehmen, das verarbeiten wir zunächst mit der linken Hemispäre, und was wir im linken Gesichtsfeld wahrnehmen, das verarbeiten wir zunächst rechts. Anhand einer Sehvorrichtung, mit der visuelle Informationen getrennt entweder nur in die linke oder nur in die rechte Gesichtsfeldhälfte gegeben werden können, konnte auch bei Hirngesunden untersucht werden, welche Aufgaben links und welche rechts besser gelöst wurden. Z.B. konnte man unfertig gezeichnete Gegenstände einmal in die linke und dann in die rechte Gesichtsfeldhälfte geben. Wurde der Gegenstand erkannt, sollte mit der jeweils zur stimulierten Hirnhälfte gegenüberliegenden Hand ein

Knopf gedrückt werden. Die Versuchsperson wurde dann gefragt, um welchen Gegenstand es sich handle. Bei diesem Aufgabentyp zeigt sich die rechte Hemisphäre überlegen. Bei vielen sprachlichen Aufgaben zeigt sich die linke Hemisphäre überlegen.

Im akustischen Bereich sind die Verhältnisse ähnlich, nur ist hier die Informationsübertragung auf die gegenüberliegende Hirnhälfte nicht so ausgeprägt wie im visuellen Bereich. Aber im Prinzip lassen sich hier ähnliche Untersuchungen durchführen (dichotisches Hören): Über Kopfhörer werden den beiden Ohren verschiedene Informationen zugespielt. Man kann damit z.b. feststellen, daß die linke Hemisphäre Zahlenreihen besser speichern kann als die rechte, die rechte aber Melodien schneller erkennt.

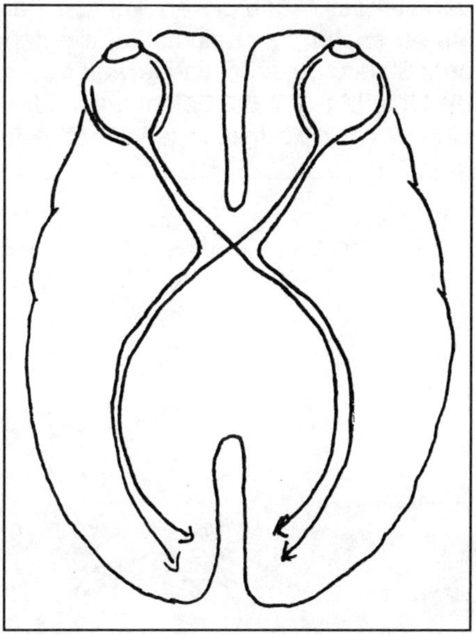

Abb. 6:
Anatomische Projektion der Gesichtsfelder. Die beiden rechten Retinahälften projizieren zum rechten Hinterhauptpol, die beiden linken Retinahälften zum linken. Dadurch wird visuelle Information von links von der rechten Hemisphäre aufgenommen, visuelle Information von rechts wird von der linken Hemisphäre aufgenommen.

Diese drei Forschungsbereiche haben die klassische Lokalisationslehre mit der Zeit ins Wanken gebracht, denn die erwartete Eindeutigkeit in der Zuordnung einer Fähigkeit zu einer Hemisphäre stellte sich nie ein. Um obige Beispiele aufzugreifen: Bis zu einem gewissen Grad konnte auch die linke Hemisphäre Musik verarbeiten, auch die rechte konnte sich teilweise Zahlenreihen merken; die linke konnte auch einige unfertige Zeichnungen erkennen, usw. — so daß der Eindruck aufkam, es gebe nur einen quantitativen Unterschied zwischen den Hemisphären: Beide könnten im wesentlichen alle Aufgabentypen lösen, nur sei meist die eine der anderen etwas überlegen, arbeite schneller.

Die Untersuchung einseitig hirnverletzter Menschen, die also entweder eine Schädigung der linken oder rechten Hemisphäre aufwiesen, führte nun zur richtigen Fragestellung: Es zeigte sich, daß man nicht einzelne Fähigkeiten den Hemisphären zuordnen konnte, sondern daß der Hemisphärenunterschied darin lag, **wie** eine Aufgabe gelöst oder bearbeitet wurde. — Legte man z.B. einer Gruppe von Rechtshirngeschädigten und einer Gruppe von Linkshirngeschädigten die Aufgabe vor, ein Fahrrad zu zeichnen, so erhielt man von **beiden** Gruppen gestörte Produktionen, aber die **Art** der Störungen war grundsätzlich verschieden. Abbildung 7 zeigt die typische Produktion eines Rechtshirngeschädigten. Der Patient hat alle Einzelheiten aufs Blatt gezeichnet, aus denen sich ein Fahrrad zusammensetzt (und sogar noch einige mehr, von denen nicht zu erkennen ist, inwiefern sie zum Fahrrad gehören könnten); aber es gelingt ihm nicht, den Gesamtzusammenhang zu rekonstruieren. Die Gestalt des Fahrrads als Ganzes ist ihm verloren gegangen. Die Produktion hat etwas Fragmentarisches, Auseinanderfallendes. Auch die Art, wie der Patient zeichnet, ist typisch — flott, lächelnd, als sei es ihm das Leichteste, wie nebenbei und obenhin wirft er die Zeichnung aufs Blatt, charakteristischerweise übrigens in eine Ecke des Blatts, oft auch noch die Unterlage mit der Zeichnung bedeckend — um schließlich triumphierend dem Untersucher die mißlungene Produktion vorzuhalten!

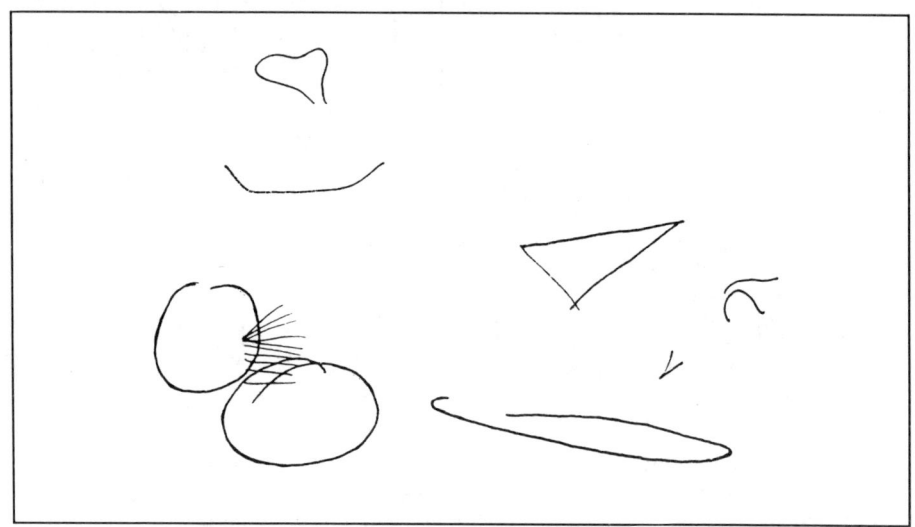

Abb. 7: Fahrradzeichnung eines rechtshirngeschädigten Patienten

Ganz anders ein linkshirngeschädigter Patient (Abb. 8): Mühevoll, sich fast quälend vor Gewissenhaftigkeit und langsam bringt er ein Fahrrad aufs Blatt, ziemlich in die Mitte, das zwar ohne weiteres in seiner Gesamtgestaltung als solches zu erkennen ist, dem aber andererseits alle Einzelheiten fehlen, die es erst funktionstüchtig machen würden. Linkshirngeschädigte produzieren eine Art von Schema des geforderten Gegenstandes, eine Abstraktion, ohne die Einzelheiten, die ihn aber erst zu einem realen Gegenstand machen.

Was können wir aus solchen Beobachtungen schließen? **Die rechte Hemisphäre rekonstruiert den Gesamtzusammenhang einer Sache, die linke Hemisphäre steuert die Einzelheiten bei.**

Wo also „sitzt" die Fähigkeit, ein Fahrrad, einen Baum, ein Gesicht, einen Grundriß zu zeichnen? Falls sie überhaupt „sitzt", dann im **ganzen** Gehirn. Man kann sie also nicht lokalisieren. Aber das Zeichnen eines Gegenstandes wie eines Fahrrads enthält zwei grundsätzlich verschiedene Komponenten — Rekonstruktion des Gesamtzusammenhanges einerseits, eine integrative Komponente, Rekonstruktion der Details andererseits, eine analytische Komponente —, und diese Komponenten sind das, was wir den Hemisphären zuordnen können, was wir in diesem Sinn lokalisieren können. — Ein Gesunder, der ein Fahrrad zeichnet, tut das mit **beiden** Hirnhälften.

Anders ausgedrückt: Die **Art,** wie die beiden Hemisphären eine Aufgabe, ein Material bearbeiten, ist verschieden. Beide können zeichnen, aber erst die Integration der beiden spezifischen Fähigkeiten ergibt ein richtiges Fahrrad.

Die rechte Hemisphäre kann also einen Zusammenhang rekonstruieren. Was heißt das konkret? Ist nicht auch ein Satz ein Zusammenhang — hier ein Zusammenhang von Worten? — Es ist unbestritten, daß die rechte Hemisphäre im Normalfall Sätze nicht produzieren oder rekonstruieren kann — dies ist ganz eindeutig ein Bereich der linken Hemisphäre. — Um an den Kern des Unterschieds zu kommen, machen wir ein Experiment. Mit der oben beschriebenen Methode des dichotischen Hörens geben wir der linken und der rechten Gehirnhälfte über Kopfhörer je zwei Sätze und fragen, ob sie Verschiedenes bedeuten oder nicht. Z.B. sollen die Sätze verglichen werden „Karl beißt Otto" und „Otto beißt Karl". — Wir werden feststellen, daß nur die linke Hemisphäre den Unterschied erfaßt, die rechte aber nicht.

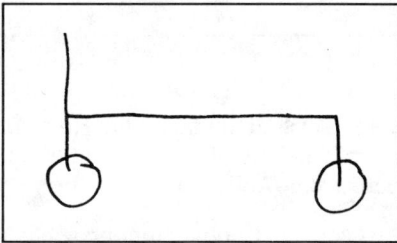

Abb. 8:
Fahrradzeichnung eines linkshirn-
geschädigten Patienten

Machen wir ein zweites Experiment: Wir schreiben auf eine Karte einen Satz in zerstückelter Weise wie in Abb. 9. Auf der Grundlage, daß Informationen aus dem linken Gesichtsfeld in die rechte Hemisphäre und Informationen aus dem rechten Gesichtsfeld in die linke Hemisphäre gelangen, zeigen wir solche Karten (auf Dias) den beiden Hirnhälften getrennt. Wir werden feststellen, daß nur die linke Hemisphäre den Satz versteht.

Nun machen wir noch ein drittes Experiment: Wieder konstruieren wir Karten mit zerstückelten Sätzen wie in Abb. 10 gezeigt. Wir führen nun unseren gesunden Versuchspersonen je zwei solcher Karten kurz hintereinander vor, und zwar wieder getrennt für beide Hemisphären — zwei Karten kurz hintereinander in die linke Gesichtsfeldhälfte, zwei Karten kurz hintereinander in die rechte Gesichtsfeldhälfte, dann wieder zwei Karten kurz hintereinander in die linke usw. Die Frage an die Versuchspersonen ist jetzt, ob die beiden Karten das gleiche zeigen. — Dabei werden wir feststellen, daß die linke Hemisphäre (über Knopfdruck mit der rechten Hand) die Frage dann mit „ja" beantwortet, wenn die Worte beider Karten sich jeweils zum gleichen Satz zusammenfügen lassen. Die rechte Hemisphäre beantwortet die Frage mit „ja", wenn die räumliche Anordnung der Worte auf dem Blatt die gleiche ist. Also für die linke Hemisphäre sind zwei Karten wie in Abb. 10 gleich. Für die rechte Hemisphäre sind die beiden Karten ungleich, weil das räumliche Muster verschieden ist.

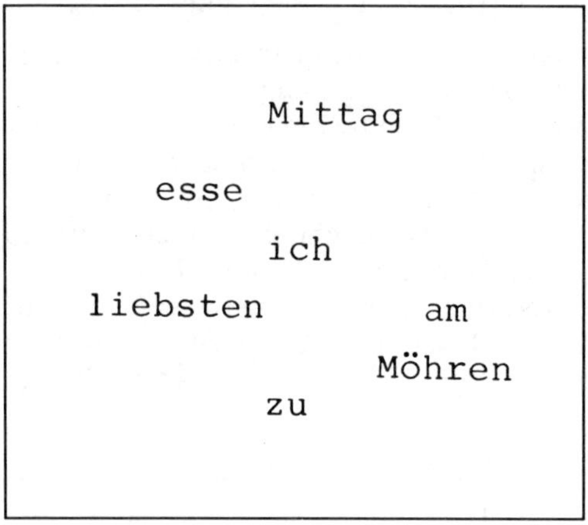

```
        Mittag

    esse
        ich
  liebsten      am
        Möhren
      zu
```

Abb. 9

Dagegen sind für die rechte Hemisphäre zwei Karten gleich, wenn sie das gleiche räumliche Muster haben, unabhängig davon, ob sie sprachlich das gleiche sagen oder nicht (Abb. 11).

Aus solchen Beobachtungen schließen wir, daß die Kompetenz der rechten Hemisphäre, Zusammenhänge zu rekonstruieren, sich auf den **räumlichen** Aspekt der Dinge bezieht. Die Kompetenz der linken Hemisphäre dagegen, analytisch mit Einzelheiten umzugehen, zeigt sich am deutlichsten da, wo ein Zusammenhang als **Sequenz,** als Reihenfolge besteht.

Ein Satz ist ein sequentieller Zusammenhang von Einzelheiten. Ein Bild ist ein räumlicher Zusammenhang von Einzelheiten.

24

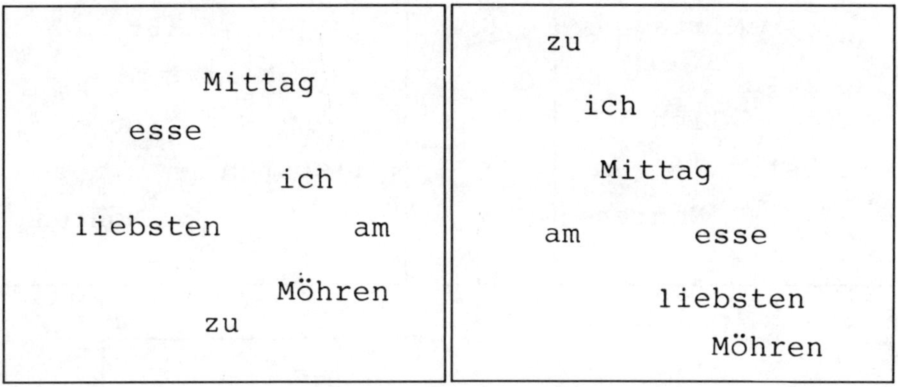

```
          Mittag                    zu

  esse                            ich

        ich                     Mittag

  liebsten      am        am         esse

        Möhren                  liebsten

    zu                          Möhren
```

Abb. 10

Die Sätze „Karl beißt Otto" und „Otto beißt Karl" können nur dann als verschieden erkannt werden, wenn ich aus der unterschiedlichen Reihenfolge der Elemente einen Sinn entnehmen kann. Aufgrund dieser Kompetenz für die Sequenz-Rekonstruktion kann die linke Hemisphäre die Sätze in Abb. 11 unterscheiden: Sie bringt die Worte in eine grammatisch mögliche Sequenz. Das ist eben ein Satz. Die rechte Hemisphäre kann nicht auf diese Weise eine Sequenz herstellen und versteht deshalb diese Sätze nicht, während sie andererseits die räumliche Anordnung der Elemente, das „Gesamtbild" aber sehr genau erfaßt.

Damit haben wir den entscheidenden Unterschied zwischen den beiden Hemisphären entwickelt: **Die rechte Hemisphäre rekonstruiert räumliche Zusammenhänge, die linke Hemisphäre rekonstruiert sequenzielle Zusammenhänge.**

Bevor wir jetzt im Einzelnen betrachten, was das heißt, müssen wir uns noch klar werden, auf welcher Ebene sich dieser grundlegende Hemisphärenunterschied abspielt. Dazu betrachten wir zunächst Abb. 12. Was sehen wir? Manch einer wird versucht sein zu sagen, er sehe hier ein Quadrat. Wenn ein Leser dieser Auffassung ist, müßte er sagen, was er in Abb. 13 wahrnimmt. Wahrscheinlich würde er wieder sagen, er sehe ein Quadrat. — Was ist dann aber der Unterschied zwischen den beiden Zeichnungen?

Es ist natürlich klar: In Abb. 12 nehmen wir eben kein Quadrat wahr. Das Quadrat können wir nur in Abb. 13 wahrnehmen. In Abb. 12 nehmen wir vielmehr 4 rechte Winkel wahr, die so verbunden werden können, daß sich ein Quadrat ergibt. Was wir wahrnehmen, sind die Winkel — die Verbindung zwischen den Winkeln, die die Zeichnung erst zum Quadrat machen würde, **erschließen** wir. Wir **denken** uns, daß die 4 rechten Winkel zum Quadrat verbunden werden sollen. — Dieses Erschließen oder Rekonstruieren eines Zusammenhangs, der selbst gar nicht wahrnehmbar ist, ist der Kern dessen, was die rechte Hemisphäre tut; darin liegt ihre Spezialisierung.

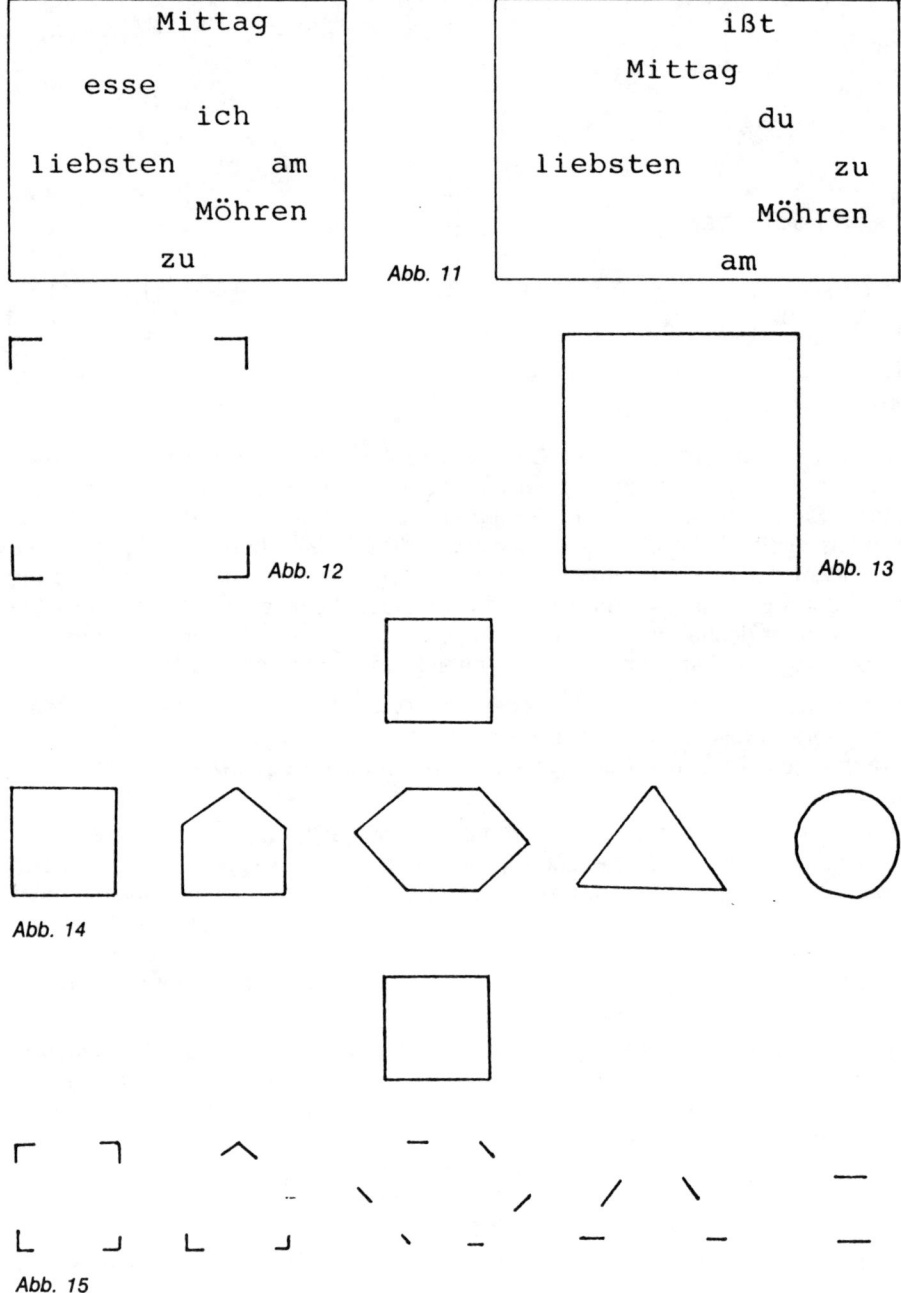

```
        Mittag
   esse
          ich
 liebsten        am
          Möhren
        zu
```
Abb. 11

```
              ißt
        Mittag
                  du
     liebsten        zu
              Möhren
          am
```

Abb. 12

Abb. 13

Abb. 14

Abb. 15

26

Man liest und hört immer noch, daß die rechte Hemisphäre für die „räumliche Wahrnehmung" zuständig sei oder daß Rechtshirngeschädigte „räumliche Wahrnehmungsstörungen" hätten. Es muß hier klargelegt werden, daß das nicht stimmt. Natürlich gibt es eine räumliche Wahrnehmung. Nur: Sie hat nichts mit der Hemisphärenasymmetrie zu tun. Die linke Hemisphäre kann das auch, und zwar genau so gut wie die rechte Hemisphäre. Der Leser kann sich selbst davon überzeugen, wenn er einen linkshirngeschädigten Patienten hat und einen rechtshirngeschädigten, die beide bereit sind zu einem kleinen Experiment: Wir legen beiden ein Blatt vor, mit Zeichnungen, wie in Abb. 14 gezeigt, und fragen: Welche Figur in der unteren Reihe ist die gleiche wie die oben gezeigte? **Beide** Patienten werden ohne Schwierigkeiten die Frage beantworten können, auch wenn wir noch viel kompliziertere räumliche Gebilde zeigen. — Dann legen wir Blätter vor wie in Abb. 15 und fragen jetzt: Aus welchen der unten stehenden Formteile kann man die obenstehende Figur machen? **Jetzt** werden wir finden, daß nur der Linkshirngeschädigte, der also über eine intakte rechte Hemisphäre verfügt, die richtige Antwort geben kann, der rechtshirngeschädigte Patient dagegen nicht mehr.

Die beiden Hemisphären unterscheiden sich nicht in der Wahrnehmung von Formen und räumlichen Gebilden. Wo sie sich aber unterscheiden, das ist die Erschließung eines Zusammenhangs zwischen vorgegebenen Teilen, der selbst gar nicht wahrnehmbar ist. Die Linke kann das nicht, sofern es um die Erschließung eines **räumlichen** Zusammenhangs geht. Wahrnehmen dagegen kann sie ihn auch.

Umgekehrt gilt das gleiche für die linke Hemisphäre. Ihre eigentliche Kompetenz wird erst deutlich, wo aktiv mit Sprache umgegangen werden muß, d.h. wenn es um die Konstruktion oder Rekonstruktion von Sätzen geht nach grammatischen Regeln, also um das Sequenzieren. Das bloße Wahrnehmen der Sequenzen, d.h. hier das passive Verstehen von Sätzen ist — mit gewissen Einschränkungen, auf die wir noch zu sprechen kommen — auch der rechten Hemisphäre möglich. Einen Satz wie „Paul ißt eine Torte" kann die rechte Hemisphäre sehr gut verstehen — nur ihn selbst produzieren, das könnte sie nicht.

2.1. Die rechte Hemisphäre im Alltag

Die rechte Hemisphäre ist wie ein Detektiv: Aus vielen zunächst scheinbar unzusammenhängenden Einzelheiten konstruiert oder rekonstruiert sie einen Zusammenhang, der „Sinn" ergibt. — Wo im Alltag erleben wir diese Art des Umgangs mit Informationen? — Dazu einige Beispiele:

1. Wenn wir von einer Analoguhr die Zeit ablesen, so ist in diesem Vorgang eine räumliche Rekonstruktionskomponente enthalten, die eben nur von der rechten Hemisphäre erbracht werden kann. Es muß nämlich die räumliche Stellung der Zeiger zu den Zahlen und zueinander in Verbindung gebracht werden mit einem dynamischen Bezugsrahmen, den man „Uhrzeigersinn" nennt. Nur die rechte Hemisphäre verfügt über die Möglichkeit, Winkelnuancen zu analysieren und zueinander in Beziehung zu setzen.

2. Wenn ich zum ersten Mal bei einem Kollegen privat eingeladen bin und seine Wohnung kennenlerne, so habe ich sofort einen atmosphärischen Gesamteindruck. Dieser kommt ganz automatisch zustande, und ins Bewußtsein kommt nur, wenn überhaupt, das Ergebnis dieses Prozesses. Was geschieht dabei?

Die rechte Hemisphäre überblickt sofort alle Einzelheiten der Wohnung — Teppiche, Möbel, Bilder, Blumen etc., ohne sie aber als Einzelheiten zu berücksichtigen; vielmehr bringt sie diese sofort untereinander in Beziehung, vergleicht, registriert, was zusammen paßt, was nicht; sie analysiert den räumlichen Zusammenhang der Möbel — z.B. ob sie eng an der Wand stehen oder frei im Raum usw. Kurz, sie integriert alles mit jedem zu einer „Gestalt", einem in sich gegliederten Ganzen, das wir dann gefühlsmäßig als „gemütlich" oder „spießig" oder „großzügig" o.ä. beurteilen. — Dieser Gesamteindruck ist einerseits sehr präzise, andererseits werden die Einzelheiten als solche oft gar nicht erfaßt — z.B. weiß ich hinterher oft nicht, weshalb ich eigentlich die Wohnung gemütlich fand. Und wenn mich einer fragen würde, welche Farbe der Teppich hatte, ich wüßte es nicht. Letzteres, eine auf die Einzelheiten gerichtete Aufmerksamkeit, wäre Sache der linken Hemisphäre.

3. Ähnlich wie mit der Wohnung ist es mit Menschen. Auf einer Party lerne ich einen jungen Lehrer kennen. Er hat vielleicht einen violetten Pullover an, er trägt eine Latzhose, er hat buschige Augenbrauen, trägt vielleicht eine Nickelbrille und einen kleinen Ohrring. Nun habe ich ja nicht den Eindruck: Da steht ein Mensch mit buschigen Augenbrauen, Nickelbrille, Latzhose und violettem Pullover. Sondern mein Eindruck, der sich mir ja sofort einstellt, ist ein ganzheitlicher: Der wirkt aufgeschlossen o.ä. Auch hier fügt die rechte Hemisphäre Einzelheiten sofort zu einem Ganzen zusammen, das ja selbst gar nicht wahrnehmbar ist. Man kann ja nicht **wahrnehmen,** ob jemand aufgeschlossen ist, man kann das nur aus wahrnehmbaren Einzelheiten erschließen.

4. Auch menschliche Gesichter werden so registriert: Aus den Details — Augenfarbe, Mundform, Stirnpartie, Wangenrundung, Nasenlänge und -form etc. — abstrahiere ich einen Gesamtzusammenhang, der mir auch erhalten bleibt, wenn das Gesicht sich bewegt. D.h. auch wenn z.B. beim Sprechen die Linie der Mundwinkel und die Wangenrundungen sich ständig ändern, filtere ich ein räumlichfigurales Grundmuster heraus, eine Gestalt, die selbst gar nicht wahrgenommen ist. Diese herausanalysierte Gestalt ist der Eindruck des spezifisch Persönlichen dieses einen Gesichts.

Würde man auf die linkshirnige Weise an ein Gesicht herangehen, so könnte man es zwar wahrnehmen in seinen Einzelheiten, aber man würde nicht zu dem spezifischen Gesamteindruck kommen.

5. Nehmen wir an, wir besichtigen eine alte Burg oder ein altes Schloß. Da gibt es dann am Eingang eine Broschüre zu kaufen, die enthält eine Reihe geschichtlicher Informationen zu der Burg, verschiedene Fotos von Burgteilen und Lagehinweisen, damit man sich in den Gemäuern zurechtfindet.

Nun haben beide Hemisphären keinerlei Schwierigkeiten, die einzelnen Mauern und Gebäudereste der Burg so wie die Fotos wahrzunehmen. Wenn wir nun aber aus all diesen Einzelheiten, die wir wahrnehmen, den Mauern, Gebäuderesten, Fotos und den sprachlichen Informationen uns ein inneres Bild aufbauen über die Anordnung der Burg und wenn wir uns folglich dann auch in ihr orientieren können, so ist das der spezifische Beitrag der rechten Hemisphäre zu unserem Besichtigungsvergnügen. — Auch hier macht die rechte Hemisphäre aus den Einzelheiten ein Ganzes, das selbst, außer vielleicht vom Hubschrauber aus, gar nicht wahrnehmbar ist: Sie stellt einen Grundriß des räumlichen Gesamtzusammenhangs auf der Burg her.

6. Wie schon erwähnt, ist die rechte Hemisphäre ein begabter Detektiv. Sie kann aus ein paar unscheinbaren Einzelheiten, aus Fragmenten einen Zusammenhang erschließen, der „Sinn" hat. Dahinter steckt ein Vorgang, den wir „Richtungsextrapolation" nennen wollen. Dies leider etwas sperrige Wort meint die einfache Tatsache, daß die rechte Hemisphäre eine Raumrichtung, aber auch eine Ereignisrichtung, weiterdenken kann. Wenn wir z.B. in einer Frauenzeitschrift Modeskizzen betrachten — oft sind es ja nur einzelne kurze, gar nicht ineinander übergehende Striche —, so „denkt" unsere rechte Hemisphäre die Richtung dieser Striche weiter, bis sie sich gegenseitig berühren oder ineinander übergehen. Die Raumrichtungsextrapolation ist also der entscheidende Bestandteil der räumlichen Rekonstruktion, die wir als den spezifischen Beitrag der rechten Hemisphäre bezeichnet haben. Im vorliegenden Beispiel „macht" unsere rechte Hemisphäre aus einzelnen Strichen — und nur diese sind ja wahrnehmbar — ein Gesamtbild eines Kleides oder Mantels.

Dieses Schließen-Können von Bruchstücken auf das Ganze, heißt pars-pro-toto-Fähigkeit (der Teil für das Ganze). Es ist dies ein Grundmuster menschlicher Informationsverarbeitung, das nicht nur bei offensichtlich räumlichen Aufgaben eingesetzt wird.

7. Der pars-pro-toto-Prozeß ist auch aufgerufen, wenn wir z.B. einen Vortrag anhören. Natürlich brauchen wir hierbei zunächst die sprachliche Informationsverarbeitung, die ja eine Sache der linken Hemisphäre ist. Diese analysiert das Gesagte linguistisch. Sofern sich nun das Gesagte in konkrete Bilder und Szenenfolgen o.ä. umsetzen läßt, also in Graphisch-Räumliches, **kann** auch die rechte Hemisphäre damit umgehen. Und damit kommt eine zweite Art des Verständnisses hinzu, die über das rein Sprachliche hinausgeht. Denn die rechte Hemisphäre setzt die Bilder, Szenen usw., in die das Gesagte umgesetzt wurde, zueinander in Beziehung. Auf sehr abstraktem Niveau macht sie damit ein Ganzes aus diesen Einzelheiten, das wir dann als den tieferen Sinn, den Kern des Vortrages erkennen. Dabei braucht dieser Kern, die Quintessenz, vom Vortragenden selbst sprachlich gar nicht formuliert worden zu sein, d.h. der Gesamtsinn ist dann auf sprachlicher Ebene gar nicht wahrnehmbar, vielmehr mußte er als Gesamtzusammenhang erschlossen werden.

8. Ein weiteres „Einsatzgebiet" dieser Fähigkeit, aus Fragmenten, Andeutungen, ein Ganzes erschließen zu können, ist der Witz! Ein Witz lebt geradezu davon, daß er nur andeutet, und die Pointe ist ein Detail, das nur als Pointe erkennbar ist, wenn es sich mit den vorangegangenen Andeutungen plötzlich zu einem unvermuteten Ganzen zusammenfügt. — Tatsächlich ist es so, daß Sie es schwer haben werden, einen Rechtshirngeschädigten mit einem Witz zum Lachen zu bringen. Sie können nicht ohne weiteres erwarten, daß er ihn versteht — trotz Intaktheit seines sprachlichen Analysesystems.

9. Die Kompetenz der rechten Hemisphäre zur Rekonstruktion von Ganzheiten aus einigen Einzelheiten geht also über das Graphisch-Räumliche weit hinaus.

In der rechten Hemisphäre spielen sich seelische Vorgänge ab, deren genauer Zusammenhang mit der Ganzheits-Rekonstruktion heute noch nicht bekannt ist. Auf sie soll hier nur hingewiesen werden:

— Es ist die rechte Hemisphäre, die träumt. EEG-Untersuchungen haben das gezeigt. Es erscheint ja auch plausibel, insofern im Traum Bilder und Szenen sich abspielen, also Graphisch-Räumliches, aus Einzelheiten, Erinnerungen, „Tagesresten" werden immer wieder neue bildhafte und szenische Gesamtzusammenhänge hergestellt, wobei zu den verwendeten Einzelbestandteilen offenbar auch Satzfetzen gehören.

— In Zusammenhang damit scheint die rechte Hemisphäre mit der gefühlshaften Eintönung von Eindrücken zu tun haben. Diese Zusammenhänge sind noch am wenigsten untersucht.

10. Endlich ist die rechte Hemisphäre natürlich überall da aufgerufen, wo es ums Zeichnen, Abzeichnen, Bauen, Konstruieren, etc. geht. Schon wenn wir ein Vogelhäuschen planen und bauen, setzen wir zu einem großen Teil die rechtshirnigen raumanalytischen und raumrekonstruktiven Vorgänge ein.

Der ganze Bereich graphisch-künstlerischen Gestaltens braucht diese rechtshirnigen Vorgänge. Sie haben den entscheidenden Anteil bei all den handwerklich-kreativen Tätigkeiten, die in der Ergotherapie üblicherweise eingesetzt werden: Vom Knüpfen eines Wandbehanges über das Buchbinden und Korbflechten bis zum Stoffdruck und zur Gemeinschaftsplastik sind die raumanalytischen und -rekonstruktiven Vorgänge nötig, überall, wo es um das „gestaltende Handeln" geht.

11. Es ist die rechte Hemisphäre, die ein elementares Melodieverständnis hat. Sie speichert, wenn sie eine Melodie hört, die einzelnen Töne und fügt sie dann in eine Gesamtgestalt zusammen, die eben als „Melodie" ins Bewußtsein tritt.

Auch ist es die rechte Hemisphäre, die singt und summt, also die Melodien auch produziert. Musik hat einen räumlichen, ganzheitlichen Aspekt, der sie ungeeignet macht für die Einzelheiten analysierende, das Ganze zerlegende Art der linken Hemisphäre. Für den Laien jedenfalls kommt es ja auf den akustischen Gesamteindruck ein. Dieses akustische Gesamtbild kann man ja auch sprachlich gar nicht umsetzen, ebenso wenig wie den Eindruck, den man von einem Gesicht haben kann.

(Allerdings **kann** Musik auch linkshirnig verarbeitet werden, und zwar geschieht das beim Fachmann, den die einzelnen musikalischen Elemente interessieren.) Es ist auch die rechte Hemisphäre, die singt. Also sie produziert auch Melodien als akustische Ganzheiten. Daß sie dabei auch Sprache verwendet, ist kein Widerspruch. Denn sie verwendet Sprache hier nicht linguistisch, d.h. sie muß ja nicht die einzelnen Sätze des Liedes jedesmal neu konstruieren, sondern diese sind als fertige Sprachstücke gespeichert in Zusammenhang mit der Melodie, und sie werden beim Singen als Ganzes abgerufen.

Übrigens hängt die Unmöglichkeit oder doch große Schwierigkeit damit zusammen, die man empfindet, wenn man ein Lied irgendwo zwischendrin anfangen soll. Dazu müßte man sprachlich und musikalisch in die Einzelheiten hinein analysieren, was die rechte Hemisphäre ja nicht kann. Werden wir beim Singen unterbrochen, so fangen wir deshalb wieder von vorne an, d.h. wir können das Ganze nur als Ganzes reproduzieren.

Weiter ist die rechte Hemisphäre für die Sprachmelodie, die Intonation des Gesprochenen zuständig. Wir sprechen ja nicht wie ein Roboter, der monoton Wort neben Wort reihen würde, sondern wir verbinden die einzelnen Worte in einer gefühlshaften, quasi-musikalischen Weise. Im einfachen Fall erleben wir das im Fragesatz, wo wir mit der Stimme am Schluß hochgehen. Eine rein sequenzanalytische Informationsverarbeitungsweise könnte ja nicht unterscheiden zwischen den beiden Sätzen „Karl beißt Otto" und „Karl beißt Otto?"

12. Die rechte Hemisphäre rekonstruiert Ganzheiten aus Einzelteilen. Wir haben das bisher nur in seiner Anwendung auf räumlich-graphisches Material beleuchtet. Dieser für die rechte Hemisphäre typische Informationsverarbeitungsprozeß geht aber über das rein Räumliche hinaus. Führen wir uns noch einmal das Beispiel vor Augen, wie wir uns einen Eindruck von einem Gesicht, einer Wohnungseinrichtung etc. bilden. Der entscheidende Punkt ist die **Gleichzeitigkeit,** mit der die Einzelelemente zueinander in Beziehung gesetzt werden. Ein Eindruck kann in diesem Fall überhaupt nur deswegen zustande kommen, weil die wahrgenommenen Elemente gleichzeitig überblickt werden. Ein additiver, linearer Vorgang, der also die Einzelheiten nur aneinanderreihen würde, wäre eben eine Addition, sonst nichts.

Auch was die Kompetenz der rechten Hemisphäre für das musikalische Verständnis betrifft, handelt es sich um diesen Aspekt. Zwar gehen die einzelnen akustischen Informationen der Reihe nach ein, sie werden aber gespeichert, bis durch das gleichzeitige Überblicken aller akustischen Informationen **plötzlich** eine Melodieerkennung eintritt. — Wir sehen hier wieder, wie die beiden Hemisphären zusammenarbeiten: Die linke analysiert sequentiell das akustische Wahrnehmungsmaterial, die rechte macht durch ihre Fähigkeit zum überzeitlichen Überblick ein Ganzes, hier: eine Melodie, daraus.

Das m.E. wichtigste Beispiel dafür, daß die Kompetenz der rechten Hemisphäre im **gleichzeitigen Überblicken** liegt, ist die soziale Kognition:

Eine Situation kann ich überhaupt erst dann als soziale erkennen, wenn ich ihre Elemente — Menschen und ihre Handlungen — **gleichzeitig** zueinander in Beziehung setze. Betrachten wir Abb. 16. Eine „linkshirnige", sequentiell die Einzelheiten addierende Erfassung würde lauten: ein Mann, der grüßt; ein Kind, das auf dem Trottoir liegt; eine Frau am Fenster, sie winkt; eine Frau mit Kind auf dem Arm, bückt sich.

Eine solche Vorgehensweise kann aber nicht wiedergeben, worum es hier geht. Erst durch das gleichzeitige Überblicken dieser einzelnen Personen und Handlungen ergibt sich als das zu rekonstruierende „Ganze": Der Mann auf dem Trottoir und die Frau am Fenster grüßen einander, dabei übersieht der Mann ein Kind, rempelt es um, und die Mutter bückt sich nach ihm, um ihm zu helfen.

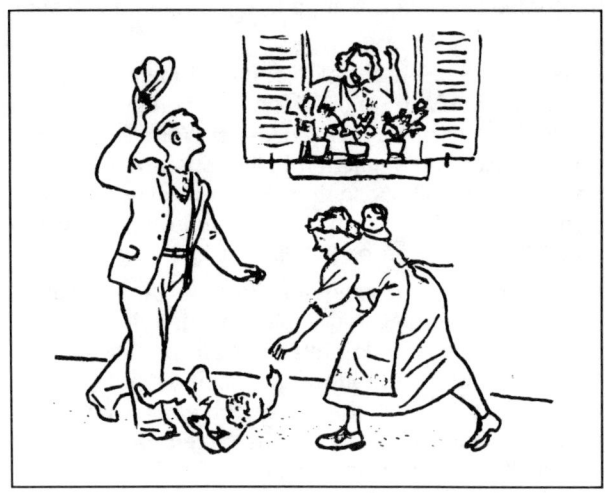

Abb. 16

Auch im Verstehen einer solchen Situation ist ein räumliches Element enthalten: das ist die Rekonstruktion der Handlungsrichtungen. So wie ich in Abb. 12 die räumlichen Richtungen „weiterdenken" muß, um zu dem Ergebnis zu kommen, daß es sich um ein Quadrat handelt, so muß ich in Abb. 16 die räumlichen Handlungsrichtungen analysieren und weiterdenken, d.h. fragen, an welche Person ist jede Handlung gerichtet? Wenn wir das schematisch veranschaulichen, so erhalten wir ein System von Raumrichtungen (Abb. 17). Auch hier wird also ein Räumliches rekonstruiert, dieses ist selbst gar nicht sichtbar — so wie das Quadrat in Abb. 12 ja auch nicht sichtbar ist — und bildet aber den Bezugsrahmen, ohne den ich die Situation gar nicht verstehen kann.

Anhand solcher Anwendungsbeispiele kann uns nun klar werden, wieso die rechte Hemisphäre überhaupt und ausgerechnet mit Raum so viel zu tun hat: Raum besteht erst, wenn — mindestens — zwei Einzeldinge **gleichzeitig** gegeben sind. Erst wenn ich Einzeldinge gleichzeitig überblicke, kann ich ihr räumliches Verhältnis zueinander bestimmen.

13. Nun zu einem Spezialfall der sozialen Kognition: Die rechte Hemisphäre ist — zusammen mit der linken Hemisphäre — auch für Mimik und Gestik zuständig, sowohl was das Verstehen mimischer und gestischer Äußerungen betrifft, als auch was deren Produktion betrifft. — Der Sachverhalt ist hier allerdings ziemlich kompliziert. Mimik und Gestik enthalten ein raumrekonstruktives Element, aber sie enthalten auch ein begriffliches, sequenzrekonstruktives Element. Der Beitrag der rechten Hemisphäre dürfte in der Art von Gestik und Mimik liegen, die keine festgelegte Bedeutung hat, die nicht Zeichen **für** etwas ist — also wenn ich beim Überlegen ein angestrengtes Gesicht mache, oder wenn ich mich freue und dabei „strahle". Diese Art von emotionaler Mimik und Gestik scheint rechtshirnig gesteuert zu sein — was man auch daran sieht, daß sie relativ mehr in der linken Gesichtshälfte als in der rechten vorkommt. Schauen Sie einmal in privaten und veröffentlichten Fotos nach: Die meisten Leute lächeln mit dem linken Mundwinkel stärker als mit dem rechten.

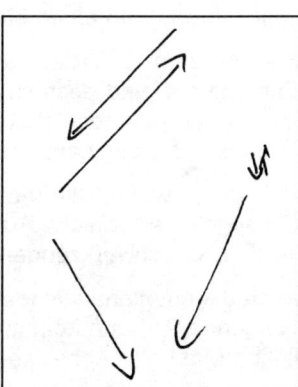

Handlungsrichtungen zu Abb. 16

Auch eine Gestik, die das Gesprochene einfach nur begleitet und die den emotionalen Gehalt des Gesagten unterstreicht, ist sicherlich rechtshirnig gesteuert. Das ist ja auch plausibel, insofern bei Mimik und Gestik etwas durch räumliche Veränderung der Gliedmaßen bzw. Gesichtsteile (Mundwinkel, Wangenrundung) ausgedrückt wird.

14. In den letzten Jahren findet man zunehmend experimental-wissenschaftliche Literatur, die zeigt, daß die rechte Hemisphäre entgegen älteren Annahmen doch eine recht erhebliche Sprachkompetenz hat. Wie paßt das zu dem hier beschriebenen rechtshirnigen Informationsverarbeitungsprozeß?

Greifen wir den Aspekt der Gleichzeitigkeit auf: Wenn ich einen Text lese, so ist das zunächst eine linkshirnige Aufgabe, insofern die einzelnen Sätze semantisch und grammatisch analysiert werden müssen, Wort für Wort und Satz für Satz, der Reihe nach. Die jeweiligen Ergebnisse dieser sprachlichen Analyse können nun z.T. in Bilder und Szenen übersetzt werden. Dies ist auch ökonomischer, da man sich auf diese Weise nicht alle Einzelheiten separat zu merken braucht, sondern einen Gesamtzusammenhang hat.

Was der Text als Ganzes letztlich besagen will und was er oft gar nicht ausdrücklich als Satz formuliert, das ist nun wieder ein Ganzes, zu dessen Rekonstruktion die Fähigkeit zum gleichzeitigen Überblick erforderlich ist. Auf einer ganz abstrakten Ebene, da wo das Sinnverständnis ansetzt, brauchen wir also auch für die sprachlichen Vorgänge die rechte Hemisphäre.

Bei dieser Übersetzung ins Szenische kommt die Bildhaftigkeit und Konkretheit vieler Worte zuhilfe. Die rechte Hemisphäre kann Hauptwörter und einfache Adjektive gut verstehen, wenn sie in ein Bild übersetzt werden können — das sind also alle Worte, die sich auf etwas Wahrnehmbares beziehen wie Löwe, Käse und Haus. Ein Wort wie „Freiheit" hat dagegen zunächst nichts Wahrnehmbares, deshalb kann es die rechte Hemisphäre auch nicht verstehen. Dagegen versteht sie sehr gut das Bild eines Menschen, der aus einem Gefängnis ausbricht.

Bis etwa zum 12. Lebensjahr lernt die rechte Hemisphäre diese Art von konkreter Sprache mit, und deshalb kann sie das auch selbst verstehen. Danach benutzt man eine zunehmend abstraktere Sprache. Diese wird dann ausschließlich Sache der linken Hemisphäre.

(Allerdings verfügt die rechte Hemisphäre nur über einen passiven Wortschatz. Sie spricht selbst nicht. Außer beim Singen hat nur die linke Hemisphäre Zugang zu den Sprechwerkzeugen.)

Auch die emotional geladene Sprache — Fluchen z.B. — und damit zusammenhängende Sprachautomatismen sind eher Sache der rechten Hemisphäre als der linken (Fast alle Aphasiker können fluchen!).

Fassen wir zusammen: Die sequenzanalytische Seite der Sprache ist Aufgabe der linken Hemisphäre; die Ebene des Sinnverständnisses ist dagegen Sache der rechten Hemisphäre.

2.2. Die linke Hemisphäre im Alltag

1. Wenn ich von einer Analoguhr die Uhrzeit ablese, so ist darin, wie beschrieben, eine räumliche Komponente enthalten. Es ist aber auch eine sequenzanalytische Komponente enthalten, die hinzukommen muß. Erst beide Komponenten zusammen ermöglichen ein Verständnis der Uhrzeit. Das Verständnis der Uhr erfordert die Rekonstruktion eines sequentiellen Zusammenhangs, der sich in diesem Fall eben in der Zeit selbst erstreckt, aber räumlich abgebildet ist — es ist die

Reihenfolge der Ziffern. Wenn ich entweder, aufgrund einer Hirnschädigung, mit den Einzelheiten der Ziffern nichts mehr anfangen kann, oder wenn ich deren Reihenfolge nicht mehr kenne, so kann ich nicht zu einem Verständnis der Uhrzeit kommen.

Besonders deutlich wird das bei Digitaluhren. Bei diesen fehlt ja die räumliche Komponente ganz, und auch der sequentielle Zusammenhang ist nicht mitgegeben, die Ziffernfolge, die muß man sich ja dazu denken, und die angezeigte Ziffernkombination dann damit in Verbindung bringen.

2. Das sequenzanalytische und sequenzrekonstruktive Vorgehen basiert auf einem **isolierenden** Eingehen auf Einzelheiten. D.h. um eine Reihenfolge als solche zu erkennen und um sie zu rekonstruieren, muß ich das Gegenteil tun von dem, was die rechte Hemisphäre tut. Diese fügt zusammen, hier muß getrennt, isoliert werden, bis man kleinste Einzelheiten hat. In einem zweiten Schritt werden diese dann nach Regeln (grammatische, logische, mathematische) in einen Sequenzzusammenhang gebracht. Die linke Hemisphäre ist zunächst überall da gefordert, wo es um das genaue Erfassen von Einzelheiten geht.

Und das keineswegs nur im sprachlichen Bereich. Um zwischen den beiden Zeichnungen in Abb. 18 unterscheiden zu können, brauche ich den linkshirnigen Vorgang, nicht den rechtshirnigen. Z.B. die in Illustrierten zur Unterhaltung dargebotenen Suchbilder erfordern den analysierenden Prozeß. (Für die rechte Hemisphäre ist kein Unterschied zwischen den beiden Zeichnungen in Abb. 18, da das kleine rechts fehlende Detail am Gesamtzusammenhang, an der „Gestalt" nichts ändert.)

3. Auch wenn ich beim Musikhören meine Aufmerksamkeit auf Details richte, dann höre ich „mit links". Z.B. wenn mich in einem Orchester speziell das Fagott interessiert, oder wenn ich einmal speziell auf die Tempi achten möchte. Der Fachmann verarbeitet Musik deshalb eher analytisch, der Laie eher ganzheitlich.

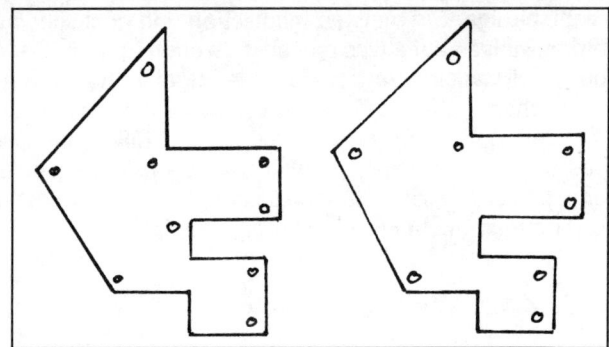

Abb. 18

4. Überall wo Einzelheiten nach Regeln in einen sequentiellen Zusammenhang zu bringen sind, ist der linkshirnige Prozeß aufgerufen. Außer bei der Sprache ist

das in der Mathematik der Fall. Mathematik besteht im Wesentlichen aus Sequenzregeln, mit denen man entweder zahlenmäßige Ganzheiten in Einzelheiten zerlegen oder umgekehrt aus Zahlen-Einzelheiten „Sätze" sequentiell zusammensetzen kann.

Schon beim einfachen Addieren findet man den gesuchten Zusammenhang — die Summe — durch sequentielles Aneinanderreihen nach der Regel: Erst die Einer, und zwar von unten nach oben, dann die Zehner, etc.

5. Das Hauptgebiet der linken Hemisphäre — Sprachverständnis und vor allem Sprachproduktion — läßt sich ebenfalls als Spezialfall sequenzanalytischer und sequenzrekonstruktiver Vorgänge auffassen. Grammatik besteht aus Sequenzregeln. Im einfachsten Fall — SPO (Subjekt, Prädikat, Objekt), vgl. Karl beißt Otto — wäre die rechte Hemisphäre schon überfordert; sie kann diesen Satz zwar verstehen, aber nicht herstellen.

6. Schließlich ist die linke Hemisphäre aufgerufen, wo es um die Planung und Produktion von Handlungsfolgen geht. Wenn ich mir also eine Tasse Kaffee in meinem Büro kochen will, so muß ich erstens Wasser in einen Topf laufen lassen, zweitens den Tauchsieder einstecken und die Spirale ins Wasser legen, drittens eine Kaffeetasse herausholen, viertens die Kaffeepulverdose aufschrauben, etc.

Auch wenn ich mich ankleide, ist — außer einem räumlichen Aspekt — eine Sequenzkomponente beteiligt: Ich muß **zuerst** die Unterwäsche anziehen, **dann** Hose und Hemd, **dann** erst den Pullover und **zuletzt** den Mantel. Schon die einfache Umkehrung der Sequenz hätte desolate Folgen.

7. Im Kapitel über die rechtshirnigen Leistungen wurden auch Mimik und Gestik erwähnt. Dies darf nicht so verstanden werden, als sei die rechte Hemisphäre dafür alleine zuständig. Wie schon öfter in diesem Buch betont, gibt es fast gar keine Leistung, für die nur eine Hemisphäre zuständig wäre. Der linkshirnige Anteil von Mimik und Gestik ist für die kommunikative Situation noch wichtiger als der rechtshirnige: Die meisten mimischen und gestischen Bewegungen **bedeuten** ja etwas, weisen auf etwas hin, sind Zeichen für etwas — ähnlich wie ein Wort etwas bedeutet, auf eine Sache oder einen Sachverhalt hinweist. Solche mimischen und gestischen Äußerungen müssen sprachlich-begrifflich verarbeitet werden. Jemandem den Vogel zeigen, militärisch grüßen, die Stirn mißbilligend runzeln — das sind symbolische Mitteilungen. Damit hängt es zusammen, daß gestische und mimische Mißverständnisse eher bei Aphasikern, also Linkshirngeschädigten vorkommen als bei Rechtshirngeschädigten.

2.3. Zwei Weltbilder

Diese beiden unterschiedlichen Arten, mit Information umzugehen, haben Konsequenzen bis ins Weltanschauliche: Ja, wir haben eigentlich immer **zwei** Weltanschauungen, d.h. zwei sehr unterschiedliche Deutungen unserer täglichen Erfahrung — eine rationale Deutung und eine gefühlsmäßige, eine aufs Detail gehende Aufmerksamkeit und eine den Zusammenhang suchende, das Ganze umfassende Aufmerksamkeit.

Der hier als „rechtshirnig" beschriebene Prozeß ist der ältere, sowohl menschheitsgeschichtlich als auch entwicklungspsychologisch gesehen. Das mythische Denken, das wir bei den sog. primitiven Völkern finden (das wir aber auch in uns finden, wenn wir träumen), das nicht nach Ursache und Wirkung fragt, sondern nach Sinnzusammenhängen, basiert auf einem integrativen Informationsverarbeitungsprozeß. Das rationale Denken, das Ursache-Wirkungs-Ketten rekonstruiert, seine Aufmerksamkeit in ständig zergliedernder Weise vom Ganzen aufs Details richtet, das Erfahrungen zu Begriffen verarbeitet — es ist in der Entwicklung der Menschheit erst langsam entstanden. Auch in der Entwicklung des einzelnen Menschen entsteht es erst nach und nach, und zwar im Zuge des Spracherwerbs. Säuglinge und Kleinkinder verarbeiten ihre Eindrücke „rechtshirnig", d.h. in dieser Altersstufe arbeiten beide Hirnhälften nach dem ganzheitlichen Prinzip.

Kulturgeschichtlich ist es interessant, daß den beiden Polen rechts und links von frühen Zeiten an eine moralische Wertung anhaftete. Was im Raum und am Körper links ist, also wofür die rechte Hemisphäre zuständig ist, unterliegt einer erstaunlichen Geringschätzung, die bis heute anhält. Was links ist, gilt als dunkel, schmutzig, tabu, unordentlich, ungeschickt („linkisch"), betrügerisch (jemanden „linken"); was rechts ist, gilt als richtig, rechtens, rechtschaffen, klar, gut und in Ordnung. Auch in unserer heutigen Kultur wird das Linkshirnige, das Rationale, Mechanische, Folgerichtige sehr hoch bewertet, wird als einzig richtige Weltanschauung betrachtet, in der das Gefühlshafte, Mythische nur stört.

Menschheitsgeschichtlich ist die Lateralisierung wahrscheinlich erst entstanden, als sich die Schriftsprache entwickelte, als geschrieben wurde. Sprache verlangt ja einen Informationsverarbeitungsprozeß, der Ereignisfolgen produzieren kann. Ein ganzheitlicher Informationsverarbeitungsprozeß würde den Umgang mit Sprache und Schrift tatsächlich stören. Das ganzheitliche Denken hat sich wahrscheinlich deswegen auf die rechte Hemisphäre zurückgezogen, während die linke Hemisphäre sich auf den neuen, sequenzanalytischen, Informationsverarbeitungsprozeß spezialisierte.

Beide Informationsverarbeitungsprozesse können nicht gleichzeitig von denselben Hirngebieten durchgeführt werden. Es ist nicht denkbar, daß eine Nervengruppe gleichzeitig Ganzheiten bis in die letzten Einzelheiten zerlegt **und** aus vielen Einzelheiten ein Ganzes macht. Diese beiden Informationsverarbeitungsprozesse sind **unvereinbar.**

2.4. Unvereinbarkeit und Kooperation

Die beiden Informationsverarbeitungsweisen sind unvereinbar in dem Sinn, daß der eine Prozeß nicht in den anderen übergeführt, übersetzt werden kann. Wir erkennen das daran, daß wir z.B. ein Kunstwerk, ein Bild, ein Musikstück, eine Plastik, also Erfahrungsbereiche, die stark auf die rechte Hemisphäre angewiesen sind, in Sprache nicht umsetzen können. Zwar können wir beschreiben, was wir an dem Kunstwerk erleben, aber wir können unsere — rechtshirnige — Verarbeitung der Eindrücke eines Kunstwerks nicht so in Worte fassen, daß jemand, der es nicht kennt und nicht sieht oder hört, es rekonstruieren könnte. — Man versuche doch einmal, eine Cello-Sonate so in Worte zu bringen, daß jemand anders, der sie gerade nicht hört, den gleichen inneren Eindruck empfängt, den man selbst beim Hören hat. Das geht nicht. Dagegen können wir sehr wohl rationale Vorgänge — z.B. ein Schachspiel — sprachlich so fassen, daß ein anderer, der das Schachspiel nicht miterlebt hat, es nacherleben kann.

Oder man versuche, ein Gesicht, das Spezifische, Individuelle eben dieses Gesichts sprachlich-analytisch zu beschreiben, so daß ein anderer genau diese Person unter vielen anderen erkennen würde. Das geht auch nicht.

Wenn nun aber die beiden Vorgänge unvereinbar sind, wie ist es dann denkbar, daß die beiden Hemisphären überhaupt zusammenarbeiten?

Anatomische Grundlage der Zusammenarbeit sind die Kommissuren, eben die Nervenbahnen, die beide Hirnhälften miteinander verbinden. In Bruchteilen einer Millisekunde transportieren sie Informationen hin und her. — Nun gibt es aber keine übergeordnete Instanz, die bestimmen würde, welche Hemisphäre eine bestimmte Aufgabe zu lösen hat. Vielmehr erfährt im Regelfall ja jede Hemisphäre von der Aufgabe. Beide versuchen nun das Ihre beizutragen, jede löst den Aufgabenbereich oder Aufgabenteil, für den sie kompetent ist, mit dem sie Erfahrung hat. Nur die so erarbeiteten Teilergebnisse werden dann zwischen den Hemisphären ausgetauscht. Schließlich bekommt diejenige Hemisphäre, die aus diesen Teillösungen schneller eine Gesamtlösung zusammenstellen kann, die Kontrolle über die Motorik, d.h. sie wird verhaltensbestimmend. Im Allgemeinen ist das die linke Hemisphäre. Das ist sinnvoll, weil Handlung ja nur sequentiell sein kann und also eine sequenzrekonstruktive Planung braucht. So ist z.B. auch das Malen eines Bildes als Handlung ein sequentieller Vorgang, wenngleich die Konzeption des Bildes natürlich hauptsächlich eine rechtshirnige Angelegenheit ist.

Es kann aber zum Konflikt zwischen den Hemisphären kommen, und man stellt dann eine Art Konkurrenzverhältnis zwischen den beiden fest. Wenn z.B. aus irgendeinem Grund gleichzeitig beide Hemisphären über Sprache verfügen (wie das am Anfang des Spracherwerbs der Fall ist) und beide sprechen wollen, kommt es zum Stottern. Denn wir haben nur **ein** Sprechorgang. Wenn es von zwei Seiten her, die unabhängig voneinander arbeiten, gesteuert wird, muß das zu Schwierigkeiten im Sprechvorgang führen.

Es besteht auch eine Konkurrenz zwischen den Hemisphären in dem Sinn, daß die eine die andere blockieren kann. Das wird deutlich im Fall der Hirnschädigung. Z.B. verfügt ja, wie wir gesehen haben, die rechte Hemisphäre durchaus auch über einen (konkreten) Wortschatz. Sie kann diesen aber gar nicht einsetzen. Die Linke hindert sie daran.

Im Fall einer linkshirnigen Schädigung mit Sprachstörung wäre es ja eigentlich hilfreich, wenn das Gehirn auf das Sprachreservoir der rechten Hemisphäre zurückgreifen würde. Das tut es aber von sich aus nicht. Vielmehr blockiert die linke Hemisphäre auch jetzt noch die rechte hinsichtlich der Sprachaktivität, so daß es ausgeklügelter therapeutischer Methoden bedarf, die Blockade zu umgehen oder aufzuheben, die die linke über die rechte ausübt.

Umgekehrt scheint im Normalfall auch die rechte Hemisphäre die linke zu bremsen, insofern wir ja nicht ständig sprachlich-analytisch denken, sondern uns eben auch Bildern, Stimmungen und Gefühlen hingeben. Im Fall einer rechtshirnigen Schädigung kann man es nun sehr häufig erleben, daß der Patient unablässig spricht (Logorrhoe). Offenbar hat hier die rechte Hemisphäre die Möglichkeit eingebüßt, die linke zu bremsen, so daß diese jetzt ungehindert aktiv sein kann: Sie spricht ständig.

Die beiden Hemisphären haben also durchaus ein schwieriges Verhältnis zueinander: Teils konkurrieren sie, teils kooperieren sie, teils blockieren sie sich gegenseitig.

2.5. Geschlechtsspezifische Unterschiede der Hemisphärenasymmetrie

Aus Gründen der Anschaulichkeit wurde bisher in diesem Kapitel die Hemisphärenasymmetrie so dargestellt, als sei sie absolut. Das ist in der Praxis selten der Fall. Tatsächlich läßt sich oft nur eine relative Lateralisierung feststellen. Z.B. gibt es viele Einschränkungen der Feststellung, Sprache werde links verarbeitet und produziert. Frauen, Linkshänder und Kinder neigen dazu, auch mit der rechten Hemisphäre Sprache wenigstens teilweise zu bearbeiten, wenngleich auch bei diesen Personen die Linke meist die sprachdominante ist.

Was nun die Frage der geschlechtsspezifischen Ausprägung der Hemisphärenasymmetrie betrifft, so sind die Verhältnisse hier sehr kompliziert und noch nicht erschöpfend erforscht. Sicher ist jedenfalls, daß die Sprachdominanz der Linken bei Männern ausgeprägter ist als bei Frauen. Dies zeigt sich u.a. darin, daß Aphasien nach linkshirniger Schädigung, also die Störungen des Sprachverständnisses und der Sprachproduktion, bei Männern häufiger und stärker ausgeprägt sind als bei Frauen. Frauen haben für Aphasien im Durchschnitt eine bessere Prognose. — Andererseits haben Männer ja beim Spracherwerb mehr Schwierigkeiten als Frauen — Stottern, Lesestörungen, etc. treten bei Jungen entschieden häufiger auf als bei Mädchen. Schließlich schneiden Jungen und Männer bei räumlichen Aufgaben meist besser ab als Frauen und Mädchen. — Wie solche Befunde mit der bei Männern stärker ausgeprägten Lateralisierung von Sprache und räumlichem Denken zusammenhängen, ist unklar.

2.6. Hemisphärenasymmetrie und Linkshändigkeit

Das in diesem Kapitel Gesagte muß weiter eingeschränkt werden auf Rechtshänder. Linkshänder haben zwar **keine umgekehrte Lateralisierung,** wie früher oft angenommen wurde, aber ein Teil von ihnen verfügt tatsächlich über eine schwächer ausgeprägte Hemisphärenasymmetrie. — Man unterscheidet zwei Gruppen von Linkshändern: Familiäre Linkshänder — das sind Menschen, bei deren Vorfahren man gehäuft Linkshänder findet — und nicht-familiäre Linkshänder — das sind Menschen, in deren Familien keine Häufung von Linkshändigkeit festzustellen ist. Familiäre Linkshänder haben eine starke Sprachlateralisierung und eine schwache Raumlateralisierung. — Für den praktisch-therapeutischen Umgang mit Hirnverletzten bedeutet das vor allem, daß hier eine noch detailliertere neuropsychologische Diagnostik erforderlich ist als bei Rechtshändern und Menschen mit stark ausgeprägter Lateralisierung. Denn man muß hier stark „gemischte" Symptome erwarten, d.h. man wird hier auch bei einseitiger Hirnverletzung häufiger beide Informationsverarbeitungsprozesse gestört finden als bei stark Lateralisierten.

Die Hirnschädigung

3. Ursachen und Arten von Hirnverletzung

Die Darstellung in diesem und dem folgenden Kapitel über Ursachen und Arten von Hirnschädigungen und über die Vorgänge bei einer Hirnschädigung ersetzt nicht die Lektüre eines neurologischen Lehrbuchs. Hier wird nur derjenige Teil der Thematik beschrieben, der für die praktische Neuropsychologie von Interesse ist.

Zwar ist das Auftreten der neuropsychologischen Symptome, wie sie in Kapitel 5 geschildert werden, weitgehend unabhängig von der Art und Ursache der Hirnschädigung, auf die sie zurückgehen. Aber die Verlaufsgestalt der Symptome ist doch je nach Krankheitsart eine andere. Es ist deshalb sinnvoll, unter diesem Aspekt kurz die verschiedenen hauptsächlichen Hirnschädigungsarten zu erwähnen.

1. Hirntumoren, die ja nicht von den Nerven, sondern vom Stützgewebe aus wachsen, lassen die neuropsychologischen Symptome allmählich und meist erst in einem rechten späten Stadium entstehen.

1.1. Gliome entstehen aus Glia-Zellen und infiltrieren die Hirnsubstanz. Man unterscheidet 3 Typen von Gliomen:

1.1.1. Asterozytome wachsen sehr langsam, sind nicht besonders bösartig und haben eine gute postoperative Prognose.

1.1.2. Glioblastome sind bösartig, wachsen schnell und haben eine schlechte postoperative Prognose.

1.1.3. Medulloblastome sind ebenfalls bösartig und kommen fast nur im kindlichen Kleinhirn vor.

Da die Gliome direkt in die Hirnsubstanz einwachsen, sie verdrängen und zerstören, lassen sie relativ rasch neuropsychologische Symptome entstehen — je nach ihrer Lokalisierung.

1.2. Die Meningiome wachsen aus den Meningen, also den Hirnhäuten — das bedeutet, sie entstehen außerhalb der Hirnsubstanz und sind „ummantelt" und insofern gutartig.

Sie zerstören zwar primär nicht das Hirngewebe, üben aber zunehmend Druck auf die Hirnsubstanz aus, so daß es zu Ausfällen kommt und entsprechenden neuropsychologischen Symptomen wie rascher Ermüdbarkeit, reduzierter Belastbarkeit usw. — Die postoperative Prognose ist sehr gut.

1.3. Metastatische Tumoren entstehen im Gehirn durch Transport von Tumorzellen aus anderen Körpergebieten. So kann sich z.B. ein Lungenkrebs zuerst als Hirntumor bemerkbar machen. Wegen dieser Streuung im ganzen Körper ist die Prognose schlecht.

„Schlechte Prognose" bei neurologischen Tumorpatienten heißt natürlich niemals, daß man nicht mehr behandelt. Im Gegenteil erfordern sie einen erhöhten therapeutischen Einsatz wegen der meist fortschreitenden Art ihrer neuropsychologischen Symptomatik.

2. Infektionen

Hier sei nur die Enzephalitis erwähnt, die Gehirnentzündung. Sie betrifft meist weite Gebiete des Gehirns und **kann** deshalb zu sehr erheblichen, diffusen Hirnschäden führen mit entsprechend vielfältiger Symptomatik. — Bei solchen Infektionen wie auch beim Abszeß sterben Nervenzellen sehr rasch in großer Zahl. Beim Abszeß kommt noch hinzu, daß er wächst und Hirndruck ausübt, wodurch wiederum Nervenzellen zerstört werden.

Infektiöse Gehirnerkrankungen führen also zu breit gestreuter Symptomatik mit oft erheblichen Folgeschäden.

3. Bei den **vaskulären Erkrankungen** sind für uns von Interesse die Arteriosklerose, die zu einer zunehmenden Verschlechterung der Hirndruchblutung und damit zu einer zunehmenden Beeinträchtigung weiter Gebiete des Gehirns führt; sodann die Blutungen, die zu umgrenzten, aber trotzdem großflächigen Zerstörungen führen; und die Embolien, die das jeweilige Hirngewebe absterben lassen, das hinter dem Verschluß liegt.

Die Blutungen entstehen meist durch Platzen von Gefäßen. Bluthochdruck disponiert zu Hirnblutungen. Auch Elastizitätsunterschiede im Gefäßgewebe können bei Stauung oder hohem Druck zu Rissen führen (Aneurysmen).

Blutungen und Embolien müssen im allgemeinen operativ behandelt werden, was dann wieder sekundäre Hirnsubstanzschädigungen unumgänglich macht, da der Krankheitsherd ja meist nicht an der Hirnoberfläche liegt.

4. Die **traumatischen Hirnschädigungen** haben seit der Industrialisierung und der allgemeinen Automobilisierung drastisch zugenommen.

Man unterscheidet offene und gedeckte Hirntraumen. Bei den gedeckten Hirntraumen bleibt der Schädelknochen unversehrt. Durch die Wucht des Aufpralls wird aber das Gehirn von innen so heftig gegen die Schädeldecke gepreßt, daß direkt Hirnsubstanz zerstört wird. Beim Rückprall kann es zum „contre coup" kommen: Das Gehirn federt jetzt zurück und knallt auf die gegenüberliegende Schädelinnenseite, so daß auch hier noch Hirnsubstanz vernichtet werden kann.

Bei offenen Schädelhirntraumen zerbricht die Schädeldecke. Hier können Knochensplitter die Hirnsubstanz beschädigen; Hirnsubstanz kann austreten und es kann zu Infektionen der Hirnsubstanz kommen.

Da nach einem Unfall das Gehirn vorübergehend anschwillt, kann beim gedeckten Hirntrauma sekundär Hirndruck entstehen — das geschwollene Gehirn hat keinen Platz mehr, sich auszudehnen —, der wieder großflächig Hirnrindengebiet zerstören kann.

Schließlich führt ein Hirntrauma auch immer zu Zerstörungen im Blutgefäßsystem, so daß noch Zellgebiete absterben können, die durch den Aufprall selbst gar nicht betroffen sind.

Zu den traumatischen Hirnschädigungen sind auch solche Einwirkungen zu zählen wie Einschüsse (z.B. im Krieg oder in suizidaler Absicht). Einschüsse durch Kugeln oder ähnliche Projektile (z.B. umherfliegende Metallteile, wenn in der Industrie ein Druckbehälter platzt) setzen eng umschriebene Hirnschädigungen, die zu umschriebenen Symptomen führen, die dann eine gute Prognose haben.

Auch bei den anderen traumatischen Hirnschädigungen ist die Prognose gut, wenn so früh wie möglich mit der Therapie begonnen wird. Während bei den Tumoren und bestimmten vaskulären Erkrankungen die Symptome allmählich entstehen, sind sie bei den traumatischen Hirnschädigungen plötzlich in großer Zahl da, um sich dann teilweise sogar selbst zurückzubilden. — Von diesem zeitlichen Aspekt der traumatischen Hirnschädigungen handelt das nächste Kapitel.

4. Der Verlauf nach einer traumatischen Hirnschädigung

Abb. 19 gibt eine summarische Übersicht über die Genesungsphasen nach einer traumatischen Hirnschädigung. Wir wollen uns im folgenden im einzelnen mit diesen Phasen beschäftigen.

4.1. Das Trauma

Im Moment des Traumas wird Hirnsubstanz direkt zerstört. Durch die sofort einsetzende Hirnschwellung, durch Blutungen im Schädigungsgebiet und unterbrochene Blutzufuhr zu anderen Hirngebieten wird sekundär Hirnsubstanz zerstört. Bei Erwachsenen tritt sofort und fast in allen Fällen **Bewußtlosigkeit** ein, bei Kindern meist. Außer dieser tiefen Bewußtlosigkeit stehen dann im Vordergrund vegetative Entgleisungen: Der ganze Körper und speziell das Nervensystem als Ganzes stehen unter Schock. Die Atmung ist unregelmäßig, Puls und Blutdruck schwanken; der Patient erbricht; es kann sich Fieber einstellen; die Augen gehen evtl. in Schielstellung und reagieren auf Lichtreize nicht mehr synchron oder gar nicht mehr; Speichel fließt aus dem Mund; die Extremitäten und evtl. auch der Rumpf verharren im Streckspasmus und es kann zu Krampfanfällen kommen.

4.2. Die Bewußtlosigkeit

Es folgt dann eine Phase der Bewußtlosigkeit, die Stunden bis Monate dauern kann. In der Praxis einer neurologischen Rehabilitationsklinik sieht man am häufigsten Patienten nach zwei- bis dreiwöchiger Bewußtlosigkeit.

Die Dauer der primären Bewußtlosigkeit ist der beste Gradmesser für die Schwere des Traumas. Je länger jemand ab dem Unfallzeitpunkt bewußtlos ist, umso eher sind behandlungsbedürftige Folgezustände zu erwarten.

Ein besonders ungünstiges Zeichen ist die sekundäre Bewußtlosigkeit. Hier wird der Patient entweder nur kurz oder auch gar nicht bewußtlos unmittelbar nach dem Trauma. Nach einigen Stunden oder Tagen klaren Bewußtseins trübt der Patient dann aber plötzlich (wieder) ein und wird bewußtlos. Dies ist ein Zeichen dafür, daß es zu Nachblutungen im Gehirn gekommen ist. Z.B. kann das Trauma zu Stauungen im Blutgefäßsystem geführt haben. Der dabei entstehende Druck im Gefäß kann soweit gehen, daß es platzt. Wir haben dann einen Patienten vor uns mit zwei Hirnschädigungen und entsprechend kompliziertem Symptombild. Hier werden die rehabilitativen Anstrengungen besonders intensiv sein und besonders lange dauern müssen.

Es besteht hier ein Unterschied zwischen Kindern und Erwachsenen. Rein statistisch betrachtet, erreichen Erwachsene, die länger als eine Woche bewußtlos sind — im Durchschnitt! — keine normale Arbeitsfähigkeit mehr. Bei Kindern scheint aber die diesbezügliche Toleranzgrenze bei drei Wochen zu liegen.

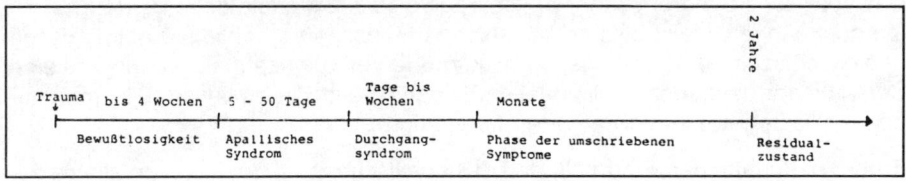

Abb. 19: Verlauf nach Hirnschädigung, durchschnittliche Zeitangaben

Auf jeden Fall wird man bei Bewußtlosigkeiten von länger als 14 Tagen neuropsychologische Dauerschäden erwarten. Andererseits: Keine Dauerschäden wird man bei Bewußtlosigkeiten von unter 24 Stunden erwarten. — Wenn gar keine Bewußtlosigkeit eintritt, so kann man mit der vollen Rückbildung aller posttraumatischen Symptome rechnen. — Je kürzer also die Bewußtlosigkeit ist, umso wahrscheinlicher ist der rasche Rückgang der Symptome zu erwarten. Trotzdem ist auch hier Therapie notwendig.

Alle diese Aussagen sind Faustregeln. Sie gelten für den durchschnittlichen Fall — den es bekanntlich nicht gibt! Für die Therapie bedeuten diese Faustregeln lediglich unterschiedliche Anforderungen an die Geduld des Therapeuten. Der therapeutische Einsatz selbst lohnt sich **immer.**

4.3. Das apallische Syndrom

Die Phase der Bewußtlosigkeit kann übergehen in das apallische Syndrom, muß aber nicht. Es kann auch zu einer allmählichen Aufklarung kommen und damit gleich zur nächsten Phase, zum Durchgangssyndrom.

Im apallischen Syndrom oder „coma vigile" ist die Verbindung zwischen Großhirnrinde und Hirnstamm funktionell unterbrochen. — Der Patient liegt wach da, hat die Augen offen, der Blick starrt aber geradeaus oder gleitet verständnislos wie ein Suchscheinwerfer und ohne zu fixieren hin und her. — Die vegetativen Funktionen haben sich stabilisiert. Der Patient ißt, schläft, verdaut, hat Reflexe. Aber er beschränkt sich auf diesen vegetativen Zustand. Man kann **keinen Kontakt** zum Patienten aufnehmen, die Aufmerksamkeit läßt sich durch nichts fesseln, auch nicht durch Schmerzreize. Setzt man Schmerzreize, so erhält man allenfalls diffuse Abwehrbewegungen. Emotionale Reaktionen zeigt der Patient nicht, auch nicht, wenn vertraute Personen auftauchen. Diese scheinen allerdings auch gar nicht erkannt zu werden. — Statt dessen erleben wir am apallischen Patienten „orale Primitivschablonen": Er öffnet z.B. den Mund, wenn sich diesem irgendetwas nähert, unabhängig davon, ob es etwas Eßbares ist oder nicht. Der Patient ist insofern wie ein Säugling.

Der Patient liegt schließlich in einer unnatürlichen Haltung im Bett, z.B. werden die Arme angewinkelt gehalten.

Das apallische Syndrom kann wenige Tage bis ca. 2 Monate dauern, in Einzelfällen noch länger. Meist bleiben bei solchen Menschen erhebliche neurologische und psychische Veränderungen zurück, grobe Verhaltensauffälligkeiten und eine Senkung des gesamten intellektuellen Niveaus (Letzteres zu erwarten ist man nur bei apallisch gewesenen Patienten berechtigt!).

Früher hatte man den Eindruck, daß das apallische Syndrom sich von alleine zurückbilde. Das kann sein. Es kann aber auch sein, daß man diesem Rückbildungsprozeß durch intensive Zuwendung und Stimulierung mindestens „aufhelfen" kann.

In der Rückbildungsphase wirkt ein Apalliker zunächst wie ein alter Säugling. Er fängt jetzt an zu fixieren, erkennt nach und nach vertraute Personen wieder. — Gegenstände werden jetzt von der Hand ergriffen und sofort in den Mund genommen. — Der Patient zeigt erste affektive Reaktionen. Z.B. reagiert er auf ihm lästige Pflegemaßnahmen mit Abwehrlauten und -bewegungen. Überhaupt sind Unmut und Abwehr die ersten Reaktionen, die wir vom Apalliker wieder bekommen. Dann erleben wir lange Zeit ein ängstliches Reagieren auf ungewohnte Situationen, und erst viel später bekommen wir ein erstes Lächeln.

Lange Zeit noch ist für den Apalliker ein kleinkindhaft-aggressives Verhalten typisch; er zeigt dem Pfleger den Vogel, streckt dem Arzt die Zunge raus, etc. Bei sehr vielen apallisch gewesenen Hirngeschädigten erhält sich diese Eigenart noch monatelang, auch wenn das apallische Syndrom längst abgeklungen ist.

Auch die Motorik wird nur sehr langsam wieder ergriffen, spät erst kommt ein gezieltes Greifen.

4.3.1. Das Dornröschen-Syndrom

Vor allem bei Kindern kann sich das apallische Syndrom vermischen mit einem ähnlich wirkenden Syndrom, dem „Dornröschen-Syndrom". Dieses hat eher psychische Ursachen als neurologische, ist jedenfalls sicher nicht nur organischer Natur, aber eine eindeutige differentialdiagnostische Trennung zwischen beiden kann man oft nicht genau festlegen.

Das Dornröschen-Syndrom — der Tübinger Neurologe Todorow hat es beschrieben — ist eine Primitivreaktion auf die schockierende Situation: Es kann als Totstell-Reflex verstanden werden. Der Patient erlebt sich plötzlich aus dem normalen Leben herausgerissen und findet sich wieder in einer fremden, ihn ängstigenden Umgebung. Er hängt an Schläuchen, ist womöglich ans Bett angebunden, hat eine Kanüle in der Luftröhre, fremde Personen in weißen oder grünen Kitteln huschen umher; die Überwachungsgeräte piepsen und blinken. Schmerzende Manipulationen am eigenen Körper müssen hingenommen werden. All dies kann geradezu als existenzbedrohend erlebt werden — besonders von einem Kind. Es stellt sich dann eben tot, das ist sozusagen das Sicherste, bleibt stumm, wartet ab, wie sich die unerklärliche und bedrohliche Situation wohl entwickeln würde.

Für die Praxis ist es nicht so entscheidend, wo das apallische Syndrom aufhört und das Dornröschen-Syndrom anfängt. Es gibt nur eine Schlußfolgerung: Bei allen solchen Patienten wird man sich bemühen, sie emotional zu aktivieren, sich ihnen sprachlich und durch Gestik zuzuwenden. Man wird dem Betreffenden möglichst viel von der ihm vertrauten Welt vorführen. Wenn es sich um ein Kind handelt, wird man seine Lieblingspuppe und Kuscheltiere herbeischaffen usw. — Oft erhält man auf solche Bemühungen hin oft tagelang keine Reaktion, bis der Patient dann plötzlich „kommt", wenn er z.B. seinen Kosenamen hört.

In diesem Zusammenhang sei darauf hingewiesen, daß man gerade für diese frühen Phasen der Wiederherstellung meist ein großes Zutrauen zu den nächsten Angehörigen haben kann. Wenn ihr Verwandter, Freund usw. apallisch oder wie apallisch vor ihnen liegt, tun die meisten intuitiv das Richtige: Sie sprechen ihn immer wieder an, liebkosen ihn, rufen ihn beim Namen, stimulieren ihn, tage- und nächtelang. Es gibt Mütter und Väter, die ihren mutistischen und bewußtlosen, starr blickenden Kindern unerschütterlich Ereignisse erzählen aus ihrem Alltag, vertraute Namen nennen. — Wenn der kleine Patient dann oft tagelang nicht reagiert, so muß das nicht heißen, daß diese Bemühungen umsonst waren. Sie können hilfreich sein beim eigentlichen Apalliker, weil sie ständige angenehme Stimulation bedeuten (auch wenn er die sprachlichen Zuwendungen in ihren jeweiligen Bedeutungen natürlich nicht erfaßt); und sie sind notwendig bei dem Patienten, der sich im Dornröschen-Syndrom befindet. Dieser registriert das zunehmend Vertrautere, wartet aber ab, ob es sich als stabil und sicher erweist; er will wirklich „wachgeküßt" werden.

4.4. Das Durchgangssyndrom

Auf die tiefe Bewußtlosigkeit oder auf das apallische Syndrom folgt eine Phase der Verwirrtheit, das „Durchgangssyndrom". Der Patient kann jetzt wie psychotisch wirken. Er ist noch etwas bewußtseinsgetrübt, andererseits registriert er alle Reize, wenn auch nicht in angemessener Weise. Er ist desorientiert über Zeit, Ort und eigene Person. Es gibt Patienten, die in dieser Phase tage- oder wochenlang nicht wissen, wer sie sind, was sie früher gemacht haben; alles ist ihnen fremd, unverstehbar.

Man kann jetzt zwar guten Kontakt mit dem Patienten aufnehmen, er selbst tut das aber aus eigenem Antrieb gar nicht oder kaum. Spricht man ihn nicht an oder stellt ihm keine Forderungen, so bleibt er apathisch irgendwo sitzen. Seine Bewegungen wie auch seine geistigen und seelischen Prozesse sind sehr stark verlangsamt. Insofern kann er wie betrunken wirken. Er kann die Aufmerksamkeit nicht halten, verliert ständig den Faden, ist meist stark ablenkbar — ein systematisches Tun ist ihm kaum möglich.

Auch was ihr Gefühls- und Stimmungsleben betrifft, sind die Patienten im Durchgangssyndrom sehr auffällig. Die einen sind eher euphorisch, realitätsfern und kritiklos. Sie finden alles prima, Probleme haben sie keine und außerdem wollen sie nachhause. — Eine andere Gruppe ist in dieser Phase eher gereizt, ablehnend und apathisch-depressiv. — In sexueller Hinsicht können die Patienten recht unkontrolliert sein.

Die Symptomatik des Durchgangssyndroms wirkt sehr dramatisch; sie sollte aber, was die Verhaltensauffälligkeiten betrifft, nicht überbewertet werden. Denn diese bilden sich meist rasch zurück — „von alleine". „Von alleine" heißt, daß die Strukturiertheit der normalen Klinikumgebung — regelmäßige Therapiestunden, das räumlich gut überschaubare, umgrenzte Gebiet der Station, immer die gleichen Gesichter — den Patienten schon so gut stabilisieren, daß er unkontrollierte Verhaltensweisen zunehmend in den Griff bekommt und wacher wird.

Das Durchgangssyndrom kann wenige Tage bis u.U. 3 Jahre dauern.

Neurologisch gesehen ist das Durchgangssyndrom ein erster Restitutionsversuch des geschädigten Gehirns. Dieses versucht sich neu zu integrieren, sich neu zu organisieren, kann das aber noch nicht richtig, und was es schon kann, ist noch instabil. Dadurch wird das klinische Bild eben sehr dramatisch. In dieser Hinsicht ist ein schlecht funktionierendes Hirngewebe schlimmer als ein durch Trauma ganz fehlendes Stück Hirngewebe.

4.4.1. Die Diaschisis

Der neurologische Hintergrund des Durchgangssyndroms ist die Diaschisis (v. Monakow). Es handelt sich um einen Schock von Hirngebieten, die benachbart sind zu den geschädigten Gebieten oder über Nervenverbindungen mit diesen funktional verbunden sind. Auch plötzliche reversible Veränderungen in den perifokalen Gebieten wie Ödeme, Veränderungen im Aktivierungsniveau von Zellgebieten etc. tragen zu dieser „Lähmung" ganzer Hirnareale bei, die selbst aber gar nicht geschädigt sind. Der Schock scheint dabei, chemisch gesehen, darin zu liegen, daß die Neurotransmitter zu schnell abgebaut werden.

Diese Diaschisis bildet sich auch „von alleine" zurück, das heißt aber nicht, daß man nicht versuchen sollte, die Rückbildung therapeutisch zu beschleunigen oder zu steuern. Dies kann pharmakologisch geschehen (Luria), aber starke emotionale Reize helfen auch.

4.4.2. Die „allgemeine Hirnleistungsschwäche"

Im Laufe des Durchgangssyndroms kristallisiert sich ein Symptomkomplex heraus, die „allgemeine Hirnleistungsschwäche", weitgehend identisch mit dem in psychiatrischen Lehrbüchern beschriebenen psychoorganischen Syndrom. „Allgemein" heißt diese Hirnleistungsschwäche, insofern es hier nicht um spezielle Funktionsstörungen geht wie Sprachstörungen, räumliche Orientierungsstörungen usw., sondern um eine alle diese speziellen Funktionen umgreifende, alle betreffende Störung. „Allgemein" ist dieser Symptomkomplex auch insofern, als er lokalisationsunspezifisch ist. Er **kann** bei jeder beliebigen Rindenlokalisation einer Hirnschädigung auftreten. In mehr oder weniger deutlichem Ausmaß zeigt fast jeder Hirngeschädigte diese allgemeine Hirnleistungsschwäche. Im Durchgangssyndrom ist sie aber bei allen noch sehr deutlich. Jahre nach der Hirnschädigung, wenn der Patient ansonsten wiederhergestellt, vielleicht sogar beruflich wieder eingegliedert ist, kann man ihn bei ausreichender klinischer Erfahrung gerade an seiner residualen Hirnleistungsschwäche als Hirngeschädigten erkennen.

In jedem Fall ist sie in ihrem Ausprägungsgrad abhängig von der Dauer der Bewußtlosigkeitsphase.

Sie besteht nicht aus einzelnen, klar voneinander zu trennenden Symptomen, sondern hat folgende verschiedene, aber zusammenhängende Aspekte: Störung der Merkfähigkeit, der Aufmerksamkeit, der Konzentration, der Vigilanz, der Belastbarkeit, des psychischen Tempos, der Affektkontrolle und der geistigen Flexibilität.

1. Die unmittelbare Merkfähigkeit (Kurzzeitgedächtnis) ist gestört: Der Patient kann mitten im Gespräch den Faden verlieren, vergißt Vorsätze und Aufträge. Auch das Wiedererinnern von früher Erlerntem kann erschwert sein (siehe Kapitel 5 über Gedächtnisstörungen).

2. Aufmerksamkeit und Konzentration unterliegen einer hochgradigen Ablenkbarkeit. Der Patient ist völlig reizoffen. Nur mühsam lernt er, sich innerlich abzuschirmen. Er leidet subjektiv sehr darunter, was bis zu einer Beeinträchtigung des Selbstwertgefühls gehen kann.

Die hochgradige Ablenkbarkeit und Reizoffenheit führt dazu, daß Wesentliches und Unwesentliches kaum noch unterschieden werden. Der Patient reagiert auf nahezu alles, auf banale Reize wie z.B. ein vorbeifahrendes Auto ebenso (er geht dann mitten im Gespräch zum Fenster), wie auf jeden Besucher auf Station (er beginnt mit jedem ein Gespräch), während er es gleichzeitig völlig aus dem Bewußtsein verlieren kann, daß er eigentlich auf dem Weg zur Therapie ist.

3. Vigilanzstörung heißt in diesem Zusammenhang, daß der Patient plötzlich müde wird, obwohl er erst vor 2 Stunden aufgestanden ist, oder daß er nachts um 3 Uhr glockenwach im Stationszimmer erscheint, um ein Schwätzchen mit der Nachtschwester anzufangen. — Bewußtseinstrübungen sind in diesem Zusammenhang nicht gemeint.

4. Eines der subtilsten Symptome nach Hirnverletzung ist die reduzierte Belastbarkeit. Man kann noch nach Jahrzehnten einen Hirngeschädigten daran als sol-

chen erkennen. Anfangs zeigt sich die Belastbarkeitsminderung daran, daß der Patient in der Therapie höchstens 10 Minuten durchhält. Dann lassen die Leistungen rapide nach. Beendet der Therapeut jetzt nicht die Sitzung, kommt es beim Patienten rasch zu Kopfschmerzen und anderen vegetativen Erscheinungen. Der Patient ist sehr leicht zu überfordern in dieser Hinsicht. Es scheint für das geschädigte Gehirn eine außerordentliche Mühe zu sein, nur ein paar Minuten lang etwas „Normales" zu tun, was es vor der Hirnschädigung stundenlang ohne Mühe konnte. Das liegt daran, daß die reorganisierte Funktion (siehe Kapitel 7) anfangs noch sehr instabil ist. Sie muß zunächst mit großer Kraft aufrechterhalten werden.

Ein anderer Aspekt der reduzierten Belastbarkeit ist die hohe Empfindlichkeit bei Zeitdruck. Viele Hirnverletzte erbringen eine bestimmte Leistung unter Zeitdruck nicht mehr, die sie bei selbst gewähltem Arbeitstempo gut bewerkstelligen. — Auch später können Hirnverletzte unter Zeitdruck leistungsmäßig regelrecht regredieren: Sie fallen dann auf ein Funktionsniveau zurück, das sie bereits am Ende des Durchgangssyndroms überwunden hatte.

5. Das psychische Tempo und die Reaktionsgeschwindigkeit sind verlangsamt. Ersteres bedeutet, daß der Patient nicht besonders schnell „schaltet", seine Denkabläufe, soweit man das von außen beurteilen kann, sind zäh. „Eingeschränkte Reaktionsfähigkeit" meint mehr die psychomotorische Seite: Auf plötzlich auftretende Signale wird nicht mehr in normaler Schnelligkeit reagiert. Das hat erhebliche Tragweite für das Verkehrsverhalten des Patienten.

6. Gefühlsmäßige Erregungen werden anfangs ungebremst in Verhalten umgesetzt. Wenn die Schwester dem Patienten einen Gefallen getan hat, nimmt er sie überschwenglich in den Arm, kommt sie 2 Minuten später als gewohnt zum Spritzen, kann er sich derart ärgern, daß er sofort zum Chefarzt geht, sich zu beschweren.

Diese Ungebremstheit läßt natürlich nach, aber eine leichte Erregbarkeit kann bleiben.

7. Im Durchgangssyndrom ist die Perseverationsneigung besonders deutlich. Der Patient erzählt immer wieder das Gleiche. In der Ergotherapie macht er immer wieder die gleichen Fehler. In gemilderter Form taucht das dann als mangelnde Flexibilität auf: Einmal gefundene oder erarbeitete Lösungen werden unter allen Umständen beibehalten. Der Weg von der Station zum Kiosk bleibt immer der gleiche, auch wenn der Patient inzwischen kürzere Wege kennengelernt hat.

Sicher drückt sich in diesem Festklammern auch die große existentielle Verunsicherung aus, die die Hirnverletzung bedeutet.

4.5. Phase der umschriebenen Symptome

Schon beim Abklingen des Durchgangssyndroms kristallisieren sich umschriebene neuropsychologische Funktionsstörungen heraus. Man kann dann z.B. beobachten, wie die zeitliche Orientierung zurückkehrt, der Patient weiß jetzt auf Anhieb, in welchem zeitlichen Tagesrahmen er sich befindet (ob es vormittags oder abends ist) und wie lange er schon in der Klinik ist.

Gleichzeitig stellen wir aber fest, daß der Patient nach wie vor z.B. von seiner Uhr die Zeit nicht ablesen kann. Es gelingt ihm nicht, aus der Zeigerstellung eine sinnvolle Information zu entnehmen. Hier kristallisiert sich das Symptom der Uhrzeitagnosie heraus.

Ein anderes Beispiel: Die allgemeine Verwirrtheit im Verhalten des Patienten geht zurück — er meistert seinen Tagesablauf in der Klinik jetzt alleine, Waschen, Anziehen, am Kiosk einkaufen etc. gelingen ihm jetzt gut —, aber wir bemerken, daß er auf sprachliche Aufforderungen oder Mitteilungen hin immer noch unangemessen reagiert. Die Schwester bittet ihn z.B. zum Wiegen ins Stationszimmer zu kommen, da nickt der Patient und krempelt seinen rechten Ärmel hoch, wie man es zum Blutabnehmen macht. — Oder er geht suchend über den Stationsflur, scheint einen bestimmten Pfleger zu suchen, man fragt ihn, „Suchen Sie den Pfleger X?", und er antwortet „Wen suchen Sie?". — Hier kristalliert sich also eine aphasische Sprachverständnisstörung heraus.

Die nach Abklingen des Durchgangssyndroms übriggebliebene Symptome bedürfen natürlich einer sorgfältigen Diagnostik. Sie werden im nächsten Kapitel besprochen.

In diesem Zusammenhang hier, wo wir die **Hirnschädigung als Prozeß** betrachten, interessiert uns jetzt aber zunächst, ob wir das Symptom als etwas Statisches, Fertiges betrachten müssen, oder ob wir eine Dynamik, etwas Prozessuales darin finden können.

4.5.1. Was ist ein Symptom?

Für diese prozessuale Sichtweise müssen wir uns zunächst die scheinbar banale Frage vorlegen „Was ist überhaupt ein Symptom?". — Dreierlei ist denkbar. 1. Ein Symptom kann ein **Funktionsausfall** sein: Der Patient kann eben plötzlich etwas nicht mehr. Z.B. kann es bei Schädigung der Projektionsareale dazu kommen, daß Gegenstände in ihrer Bedeutung nicht mehr erkannt werden. Bei solchen Agnosien fehlt dann eine Funktion einfach. — 2. Ausfallen können aber auch Hemmungen. Dann besteht das Symptom in einer **Funktionsfreisetzung.** Der Patient zeigt dann Verhaltensweisen, die er vor der Hirnschädigung nicht mehr gezeigt hat. Ein Beispiel sind die oralen Primitivschablonen, die wir beim Apalliker beobachten können.

3. Schließlich, und das ist der weitaus häufigste Fall, kann ein Symptom ein **Funktionszerfall** sein. Bei bestimmten Formen der Ankleideapraxie z.B. zerfällt die integrierte Funktion des Ankleidens in ihre Bestandteile. Diese sind dann erhalten — Unterhemd anziehen, in die Hose schlüpfen, Hemd zuknöpfen, Socken anziehen —, sie können aber nicht mehr zu der Gesamthandlung zusammenge-

führt werden: Der Patient zieht sich zuerst den Pullover an, dann das Unterhemd, oder er schließt zunächst den Reißverschluß der Hose und will dann erst in die Hose schlüpfen.

Die subjektive Seite des Funktionszerfalls ist der Verlust der Ordnung der Erfahrung. Der Alltag hat für den mit verschiedenen neuropsychologischen Funktionen Behafteten die Strukturiertheit und Übersichtlichkeit verloren, die er vor dem Unfall hatte. Das Bedürfnis geht natürlich dahin, wieder Struktur zu gewinnen. Darin besteht dann der Eigenbeitrag des geschädigten Gehirns: Es versucht ständig, die zerfallenen Funktionen neu zu organisieren.

Wir sollten deshalb ein Symptom nicht nur als etwas Defizitäres betrachten. Vielmehr ist es wichtig, das Symptom als Ergebnis oder Zwischenergebnis eines Selbstheilungsversuches des geschädigten Gehirns zu sehen. Das Gehirn versucht, das Zusammenspiel der erhaltenen und der geschädigten Hirnfunktionskomponenten als Ganzes neu zu arrangieren, zu reorganisieren. Im Symptom sind deshalb immer gestörte **und** intakte Prozesse enthalten.

4.5.2. Das Symptom als Zeitgestalt

Wenn nun das Symptom Resultat aus intakten und gestörten Prozessen ist, so muß es sich ja in seiner Gestalt laufend ändern, da das Verhältnis von intakten und gestörten Anteilen sich laufend ändert, zugunsten der intakten. Die gestörte Funktion muß also immer wieder neu organisiert werden, und sie wird immer wieder anders organisiert. Das bedeutet, daß der Heilungsprozeß im Gange ist, auch wenn, äußerlich gesehen, das Symptom ständig andere Formen annimmt.

Im obigen Beispiel der Ankleideapraxie, wo ein Patient zwar die Einzelhandlungen alle intakt hatte, aber den Gesamtzusammenhang nicht strukturieren konnte, könnte es dazu kommen, daß er zwar im Wesentlichen die richtige Reihenfolge schafft, jetzt aber einige Bestandteile der Handlung ausläßt — er läuft dann vielleicht mit offenem Hemd herum und hat in die Schuhe die nackten Füße, ohne Socken, gesteckt.

Neurologische Grundlage dieser ständigen Reorganisation und der ständigen Symptomveränderung ist die Tatsache, daß am Schädigungsherd neue, aber teilweise eben falsche Nervenverbindungen wachsen. Zwar entstehen keine neuen Nerven, aber die Nervenverbindungen von noch intakten Nervenzellen können neu entstehen. Sie wachsen oft ziemlich unsystematisch in beliebige Richtungen, was dann zur Folge haben kann, daß z.T. Nervengebiete miteinander verbunden sind, die gar nicht untereinander verbunden sein sollten. Es kann dann in der Therapie recht mühselig werden, die richtigen funktionalen Verbindungen aufzubauen (vgl. Kapitel 7).

4.6. Die Residualschäden

Man hat früher von „Defektsyndrom" und „Restzustand" gesprochen. Das hörte sich recht hoffnungslos an — so als ob, was sich nach ca. 2 Jahren nicht gebessert habe, eben nicht mehr zu bessern sei. Ein solcher Fatalismus ist unangebracht. Sicher gibt es chronifizierte Veränderungen wie z.b. die Neigung zur Regression unter Belastung, an denen man Hirnverletzte auch noch nach Jahren als solche erkennen kann (siehe Kapitel 8). Solche Veränderungen als chronisch zu bezeichnen, heißt aber nicht, sie für unbehandelbar oder nicht behandlungswert zu betrachten. Es ist immer gerechtfertigt, auch die stabilsten neuropsychologischen Symptome noch nach Jahren zu behandeln. Z.B. können Hirnverletzte, die viele Jahre nach einer Hirnverletzung eine Kurmaßnahme in einer neurologischen Klinik durchlaufen, immer wieder „aufgebaut" werden, so daß sie für einige Zeit wieder eine weitgehend normale Leistungsfähigkeit besitzen.

Auch der angebliche Defektzustand oder „Endzustand" hat noch dynamischen Charakter, auch da kann sich noch etwas bewegen. Zwar nimmt mit zunehmendem zeitlichem Abstand zum Trauma die Wahrscheinlichkeit ab, daß das geschädigte Gehirn **sich selbst** immer wieder reorganisiert, es hat im Gegenteil eine zunehmende Tendenz, an einmal gefundenen Verarbeitungs- und Lösungsmustern festzuhalten; aber gerade deswegen wird die Notwendigkeit zur therapeutischen Hilfe eher noch größer im Lauf der Zeit: Denn der Reorganisationsprozeß muß jetzt immer wieder **von außen** in Gang gesetzt und aufrechterhalten werden.

4.7. Hirnverletzung und Lebensalter

Betrachtet man die Hirnschädigung in ihrem Verlauf, in ihrer Zeitgestalt, so muß auch mit berücksichtigt werden, in welchen Verlauf sie eingreift. Ausprägung und Dauer der in diesem Kapitel beschriebenen posttraumatischen Phasen sowie Ausprägung und Dauer der neuropsychologischen Symptome sind u.a. abhängig davon, in welchem Lebensalter die Hirnschädigung einsetzt.

Schädigungen in frühem Kindesalter wirken sich anders aus als Schädigungen bei Erwachsenen und da wieder anders als bei alten Menschen.

Eine bestimmte Tätigkeit — z.B. das Greifen nach einem Objekt — wird, neuropsychologisch gesehen, im Säuglingsalter von anderen funktionellen Komponenten erbracht als im Kindesalter, und im Erwachsenenalter kann alles wieder anders sein — wobei ja äußerlich die Tätigkeit immer gleich aussehen kann. Es sind also je andere Kombinationen von Nervenverbänden am Zustandekommen einer solchen Tätigkeit beteiligt. Eine Hirnverletzung, an gleicher Stelle der Hirnrinde plaziert, kann demzufolge ganz verschiedene Auswirkungen haben, je nach Lebensalter, in dem sie einsetzt.

Bei Kindern, besonders bei Vorschulkindern, tritt die Hirnverletzung auf noch nicht fertig entwickelte Funktionssysteme. Auch ist die Zusammenarbeit der einzelnen Nervengebiete noch viel flexibler.

Die funktionale Reorganisation nach der Hirnschädigung fällt deshalb einem kindlichen Hirn im allgemeinen leichter. — Aus demselben Grund beobachtet man deshalb auch bei Kindern meist nicht so klar umschriebene Symptome wie bei Erwachsenen. Andererseits darf man daraus auch nicht schließen, daß Kinder immer eine bessere Prognose hätten.

Mit Vorsicht kann man sagen, daß Kinder, die sehr früh, evtl. schon vor oder während der Geburt, eine Hirnschädigung erleiden, in ihrem allgemeinen intellektuellen Niveau oft unter dem Durchschnitt bleiben. Besonders die diffusen Hirnschädigungen im frühen Kindesalter — z.b. durch Sauerstoffmangel oder Vergiftung oder Enzephalitis — lassen eine verzögerten Ablauf der üblichen Entwicklung erwarten. Eine frühzeitige intensive Förderung kann dem aber entgegenwirken. Die Lokalisation der Hirnschädigung ist bei Kindern nicht so bedeutsam wie bei Erwachsenen. Dies gilt auch für die Frage der funktionellen Hemisphärenasymmetrie. Man kann z.B. davon ausgehen, daß Kinder, die bis zum 3. Lebensjahr eine Hirnverletzdung erleiden, trotzdem noch die Sprache weitgehend normal erwerben. Die rechte Hemisphäre scheint hier noch einspringen zu können. Diese Möglichkeit nimmt dann zur Pubertät hin vollständig ab.

Die neuropsychologischen Folgen einer Hirnverletzung im höheren Alter — hier häufig durch Schlaganfälle — neigen dazu, sich rasch zu stabilisieren. D.h. der Verlauf schon vom Durchgangssyndrom ab wird undynamisch. Die Verwirrtheit kann lange Zeit bestehen bleiben, die umschriebenen Symptome verfestigen sich rasch und stellen große Anforderungen an den Therapeuten. — Das Gehirn des alten Menschen ist natürlich nicht sehr flexibel, die notwendige Reorganisation deshalb sehr erschwert.

Abbauerkrankungen, die über den normalen Abbau hinausgehen, führen bei alten Menschen rasch zum Bild des Durchgangssyndroms, das hier aber nicht abnimmt, sondern eher zunimmt, bis zur vollständigen Verwirrtheit und evtl. „Verblödung". Diese Menschen sind dann nicht mehr in der Lage, sich selbst zu versorgen.

4.8. Hirnverletzung und Bildungsniveau

Der alles entscheidende Faktor ist die prämorbide Flexibilität der cerebralen Funktionssysteme. Deswegen ist — bei Erwachsenen und alten Menschen — das prämorbide Bildungsniveau sehr bedeutsam. Bei gleicher Hirnverletzung haben Erwachsene mit hohem Bildungsniveau eine bessere Prognose als Erwachsene mit niedrigem Bidlungsniveau. Gleiches gilt für alte Menschen.

Das Entscheidende dabei ist nicht der formale Inhalt der Bildung oder die Menge des formalen Wissens. Vielmehr kommt es auf den Grad der geistigen Flexibilität an, die mit dem Bildungsniveau einhergeht. Je umstellungsfähiger das Gehirn ist, je mehr jemand gelernt hat, die Dinge unter verschiedenen Aspekten und immer wieder neu und anders zu sehen, umso günstigere Bedingungen bestehen für die nach dem Hirnschädigungsereignis notwendige cerebrale Reorganisation.

Umgekehrt können sich Hirnschädigungen bei ungebildeten Menschen negativer auswirken als es sein müßte: Es kommt zu einer Starre des Denkens ähnlich wie bei sehr alten Menschen.

In der wissenschaftlichen Neuropsychologie sind gerade diese Fragen des Zusammenhangs der Hirnverletzung mit dem Lebensalter und dem prämorbiden Bildungsniveau z.T. noch umstritten.

Für den Praktiker wichtig ist 1. daß er diesen Gesichtspunkt „im Hinterkopf" behält, 2. ohne aber andererseits sich von vornherein beim einzelnen Patienten schon auf eine bestimmte Prognose festzulegen. Entscheidend ist ein **dynamisches** Verständnis der Hirnverletzung.

5. Neuropsychologische Symptome

In diesem Kapitel wollen wir uns befassen mit neuropsychologischen Störungsbildern, wie sie nach einer Hirnschädigung auftreten **können.**

Diese hier beschriebenen Symptome **müssen** natürlich nicht auftreten. — Sie können ferner in ganz verschiedenen Ausprägungsgraden auftreten. Sie können geradezu dramatisch wirken, sie können aber auch nur andeutungsweise da sein. Wenn also im Folgenden z.B. die Rede davon ist, daß ein bestimmtes Symptom nach linkshirniger Schädigung auftritt, so heißt das nicht, daß es nach linkshirniger Schädigung auftreten **muß.** Aber wenn es auftritt, dann eben nach linkshirniger Schädigung.

5.1. Die ideomotorische Apraxie

Die ideomotorische Apraxie kommt nur bei Linkshirngeschädigten vor. Es handelt sich um eine Störung in der Organisation von Bewegungen: An sich intakte Bewegungselemente werden nicht richtig ausgewählt und nicht in die richtige Reihenfolge gebracht, so daß die verlangte Gesamtbewegung nicht zustandekommt.

Wenn der Patient z.B. aufgefordert wird, eine lange Nase zu machen, so wird er vielleicht die Finger einer Hand spreizen, dabei die Nase rümpfen und schließlich die gespreizte Hand waagrecht vor seinem Gesicht vorbeiziehen. — Oder wenn er zeigen soll, wie man die Beine beim Rollertreten bewegt, so kann es sein, daß er sich langsam und zögernd auf die Zehenspitzen zu stellen versucht.

Die ideomotorische Apraxie kann alle Körperteile betreffen, mit denen Bewegungen ausgeführt werden können. Die Störung ist unabhängig davon, ob die verlangte Bewegung bedeutungsvoll ist — z.B. „winken" — oder bedeutungslos — z.B. „mit den Fingerspitzen das Kinn berühren".

Am häufigsten ist die Gesichtsapraxie. Man erhält also gestörte Bewegungsabläufe nach Aufforderungen wie „Rümpfen Sie die Nase", „Strecken Sie die Zunge heraus", „Blasen Sie die Backen auf" . . . Sie kommt vor allem bei den Aphasikern vor und kann die Sprachtherapie erheblich behindern.

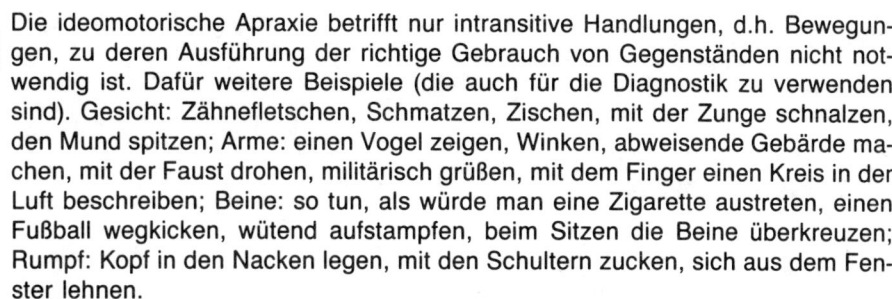

Die ideomotorische Apraxie betrifft nur intransitive Handlungen, d.h. Bewegungen, zu deren Ausführung der richtige Gebrauch von Gegenständen nicht notwendig ist. Dafür weitere Beispiele (die auch für die Diagnostik zu verwenden sind). Gesicht: Zähnefletschen, Schmatzen, Zischen, mit der Zunge schnalzen, den Mund spitzen; Arme: einen Vogel zeigen, Winken, abweisende Gebärde machen, mit der Faust drohen, militärisch grüßen, mit dem Finger einen Kreis in der Luft beschreiben; Beine: so tun, als würde man eine Zigarette austreten, einen Fußball wegkicken, wütend aufstampfen, beim Sitzen die Beine überkreuzen; Rumpf: Kopf in den Nacken legen, mit den Schultern zucken, sich aus dem Fenster lehnen.

Das Erstaunliche ist, daß der Patient alle diese Bewegungen ohne weiteres ausführt, wenn er sie spontan in einem natürlichen Handlungszusammenhang ausführt. Fordert man ihn aber sprachlich oder durch Vormachen zu einer der genannten Bewegungen auf, ohne daß die Situation sie nahelegen würde, so mißlingt die Bewegung.

Wir finden dieses Prinzip bei einigen neuropsychologischen Symptomen. Es handelt sich hier darum, daß die Bewegungen, wenn sie in einer künstlichen Situation verlangt werden, nicht als fertige Bewegungsmuster abgerufen werden können. Vielmehr müssen sie neu und mit Bewußtsein rekonstruiert werden. Und erst jetzt setzt sich die zugrundeliegende Störung durch — hier eben die „linkshirnige" Differenzierungs- und Sequenzierungsschwäche: Der Patient hat das Bewegungsmuster vor Augen, muß es aber von Grund auf analysieren, um es rekonstruieren zu können. Der Patient kann hier ein sequentielles Ganzes nicht richtig zerlegen in seine motorischen Komponenten.

Stattdessen kommt es zu **Parapraxien** — falsche Bewegungselemente werden ausgewählt. Z.T. kommt dann eine ganz andere Bewegung — z.B. Mund spitzen statt Nase rümpfen —, z.T. werden nicht dazugehörige Elemente einbezogen — z.B. Augen schließen beim Nase rümpfen. Einzelne Elemente können auch einfach ausgelassen werden, ohne daß sie durch andere ersetzt werden, es kommt dann zu fragmentarischen Reaktionen: Z.B. wird der Mund gespitzt, ohne daß dann aber gepfiffen wird. Schließlich werden einzelne falsche oder richtige Bewegungselemente immer wieder wiederholt — z.B. wenn der Patient so tun soll, als kicke er einen Fußball weg, wiederholt er das letzte Element mehrmals, so daß es so wirkt, als schüttele er den Fuß aus.

5.2. Die ideatorische Apraxie

Die ideatorische Apraxie, ebenfalls nur bei Linkshirngeschädigten auftretend, zeigt sich nicht erst in der Untersuchungssituation, sondern schon im Alltag. Der Patient kann hier Handlungen, zu deren Ausführung der korrekte Gebrauch von Gegenständen erforderlich ist, sequentiell nicht mehr richtig, d.h. logisch, organisieren — wobei auch hier die einzelnen Handlungselemente intakt sind. Das klassische Beispiel ist der mißlungene Versuch eines Patienten, sich auf der Station einen Kaffee selbst zu kochen: Er nimmt z.B. zuerst den Tauchsieder, dann schraubt er die Pulverkaffeedose auf, hält den Tauchsieder hinein, zögert, nimmt den Tauchsieder heraus, schüttet Kaffee in die Tasse, rührt mit dem Tauchsieder in der Tasse, schüttet Wasser in die Kaffeedose, nimmt den Kaffeelöffel in die Hand . . . Solche Versuche sind tragisch anzusehen, und die Patienten sind geradezu verzweifelt nach solchen Mißerfolgen.

Andere Beispiele sind Bleistift spitzen, kochen, putzen, etc. Es geht hier um komplexe, transitive Handlungsfolgen. Auch bei dieser Störung können einzelne Elemente ausgelassen oder ersetzt werden, andere werden immer wieder wiederholt. Hauptsächlich findet man hier aber die falsche Reihenfolge.

Die ideatorische Apraxie scheint nur in Zusammenhang mit einer Aphasie aufzutreten. Sie kann aber mit oder ohne ideomotorische Apraxie auftreten — diese beiden Apraxien sind unabhängig voneinander.

5.3. Die beiden konstruktiven Apraxien

Die konstruktive Apraxie wurde von Kleist definiert als eine „Störung des gestaltenden Handelns". Ohne daß eine Störung in den einzelnen Bewegungen vorliegt, mißlingt das Zueinander-In-Beziehung-Setzen von Einzelteilen, die räumliche Form des angestrebten Gebildes mißlingt. Beim Zeichnen, Abzeichnen, Bauen, Nachbauen, beim „Basteln" können Muster und Formen nicht rekonstruiert werden. Je nach Schweregrad zeigt sich diese Gestaltungsstörung schon beim Abzeichnen und Nachbauen, also schon wenn das angestrebte Ergebnis als Vorlage da ist; bei anderen Patienten setzt sich die konstruktive Apraxie erst durch, wenn der Patient ohne Vorlage aus sich heraus eine Form zeichnen oder aufbauen will. Auch müssen zwei- und dreidimensionales Konstruieren nicht gleichermaßen betroffen sein. Das dreidimensionale Bauen ist meist schwieriger als das zweidimensionale Zeichnen und deshalb anfälliger für diese Apraxie.

Die konstruktive Apraxie ist diejenige Apraxie, die dem Ergotherapeuten am häufigsten begegnet, insofern ja gerade in der Ergotherapie gerne kreative, gestaltende Vorgänge eingesetzt werden.

Je nach Untersuchungsmethode stellt man sie bei 50% bis 60% der Rechtshirngeschädigten und 4% bis 10% der Linkshirngeschädigten fest. Man diagnostiziert sie, indem man mit aufbauender Schwierigkeit Rekonstruktions- und Konstruktionsleistungen vom Patienten verlangt. Man läßt ihn zunächst etwas abzeichnen und beginnt dabei mit einfachen geometrischen Formen — Kreis, Quadrat, Ellipse, Dreieck, Trapez, dann liegende 8 und Raute — dann steigert man das bis zu komplizierten Mustern. Zweitens soll der Patient etwas zeichnen, einen Stern, ein Haus, ein Männchen, ein Fahrrad, etwas Beliebiges. Drittens bauen wir dem Patienten mit einfachen Klötzen ein dreidimensionales Gebilde vor, das er nachbauen soll. Man kann dann die Komplexität des Gebildes noch steigern — Pyramide, Haus, stehendes T, Brücke, schließlich etwas Burgähnliches. Schließlich läßt man solche Dinge ohne Vorlage bauen.

Entsprechend den in Kapitel 2 dargestellten Hemisphärenunterschieden gibt es zwei Grundformen der konstruktiven Apraxie, eine, die typisch für Linkshirngeschädigte ist, und eine, die typisch für Rechtshirngeschädigte ist. Diese beiden Formen vermischen sich allerdings häufig, insofern ja traumatische Hirnverletzungen meist mehrere Herde setzen, die dann über das ganze Rindengebiet verteilt sein können. Trotzdem lassen sich die beiden Grundformen sehr deutlich voneinander unterscheiden. Abb. 7, 8 und 20 stellen je diese zwei Arten des Mißlingens einander gegenüber (vgl. auch Kapitel 2).

5.3.1. Die konstruktive Apraxie der Linkshirngeschädigten

Linkshirngeschädigte können die Grundgestalt, den Grundriß im Wesentlichen richtig rekonstruieren. Sie haben dann aber Schwierigkeiten, diese Grundgestalt in die notwendigen Einzelheiten hinein zu analysieren. Hier setzt sich die schon öfter erwähnte Differenzierungsschwäche der Linkshirngeschädigten durch. Man kann immer erkennen, um was es sich handelt, aber es fehlen viele Einzelheiten, andere werden ersetzt durch nicht dazugehörige Elemente. Das Produkt wirkt gegenüber der Vorlage vergröbert.

Sofern Einzelheiten reproduziert werden, bleiben deren räumliche Relationen meist erhalten, also die relativen räumlichen Abstände.

Ein weiteres Merkmal der konstruktiven Apraxie der Linkshirngeschädigten ist die Tendenz zu rechten Winkeln, was Ausdruck der Neigung dieser Patienten zu gestalterischen Vereinfachungen ist.

Ein untrügliches Zeichen für eine „linksseitige" konstruktive Apraxie ist die Tatsache, daß das mißlungene Produkt sofort verbessert wird, wenn man eine Vorlage dazu gibt oder es einige Male üben läßt. Der Differenzierungsgrad des Produkts nimmt dann deutlich zu. — Dies steht im Gegensatz zu den Produkten der Rechtshirngeschädigten, die durch Üben und Vorgeben einer Vorlage noch chaotischer werden (siehe 5.3.2.).

5.3.2. Die konstruktive Apraxie der Rechtshirngeschädigten

Hier geht der Gesamtzusammenhang, die „Gestalt" verloren, während nahezu alle Einzelheiten, und meist auch noch gar nicht dazu gehörende, reproduziert werden. Das Produkt wirkt dann fragmentarisch, desorganisiert. Beim Zeichnen und Abzeichnen werden die Einzelteile beziehungslos aufs Blatt gesetzt. Die räumlichen Proportionen zwischen den Einzelteilen können nicht reproduziert werden. Das Produkt als Ganzes ist oft merkwürdig chaotisch auf das Blatt plaziert (Abb. 21). Man hat den Eindruck einer detailreichen, komplexen, aber entstellten Produktion.

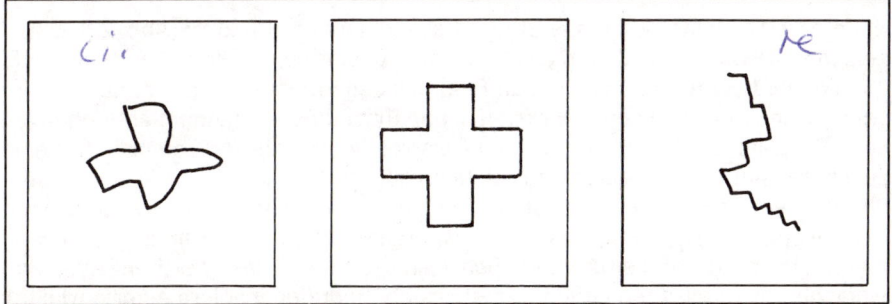

Abb. 20: Konstruktive Apraxie: Mitte: Vorlage, Links: Zeichnung eines Linkshirngeschädigten, Rechts: Zeichnung eines Rechtshirngeschädigten

Die Einzelelemente können zusätzlich noch in sich spiegelbildlich verkehrt oder in ihrer Raumlage verdreht sein. Es besteht eine Tendenz zur Winkelverkleinerung und rechte Winkel kommen nur zufällig vor.

Übung und Vorgabe einer Vorlage erbringen keine Leistungsverbesserung, sondern verschlechtern das Produkt. Der Patient neigt dazu, an der Vorlage zu „verbessern", damit Vorlage und eigene Produktion besser übereinstimmen.

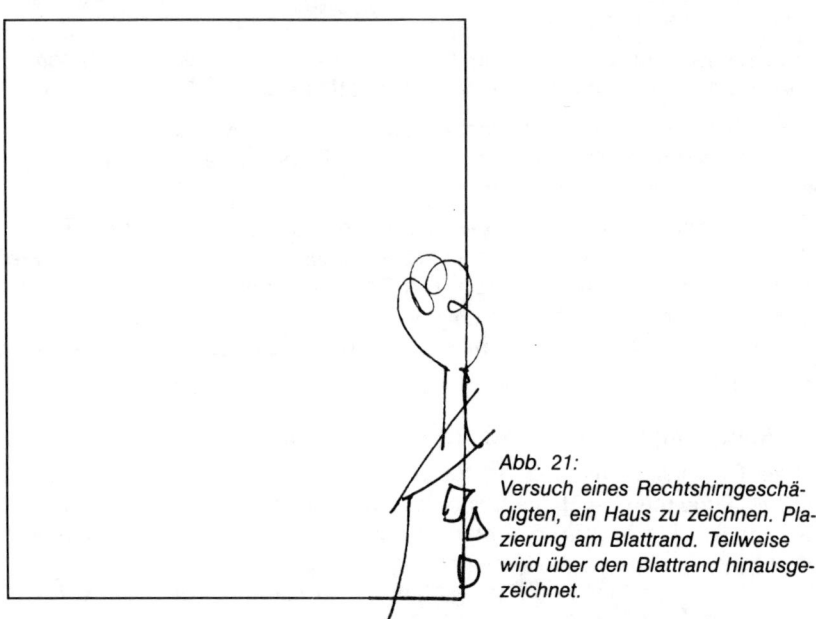

Abb. 21:
Versuch eines Rechtshirngeschädigten, ein Haus zu zeichnen. Plazierung am Blattrand. Teilweise wird über den Blattrand hinausgezeichnet.

Wie zusammengefaßt zeigen sich die typischen Merkmale der konstruktiven Apraxie der Rechtshirngeschädigten, wenn wir sie einen Lageplan ihrer Station oder ihres eigenen Zimmers zeichnen lassen.

Nehmen wir an, eine bestimmte Station habe folgenden Grundriß: (Abb. 22). Dann bekommen wir von Rechtshirngeschädigten z.B. eine solche Produktion (wie Abb. 23). Wieder haben wir zunächst den Eindruck des Fragmentarischen, des Desorganisierten. Zwar sind fast alle wesentlichen Einzelteile vorhanden, aber ohne jeden sinnvollen Zusammenhang. Zum Beispiel werden die Patientenzimmer einzeln gezeichnet — ein Quadrat zu zeichnen gelingt den meisten Patienten immerhin noch —, aber deren räumliches Verhältnis zueinander, also nebeneinander bzw. gegenüber zu liegen, geht völlig verloren. Besonders extrem ist die Linienführung beim Arztzimmer und dem Schwesternzimmer. Diese weichen ja von der einfachen quadratischen Grundform etwas ab, bedürfen insofern einer bewußteren, aufmerksameren Raumanalyse und können dann prompt in ihrer räumlichen Grundstruktur auch nicht rekonstruiert werden.

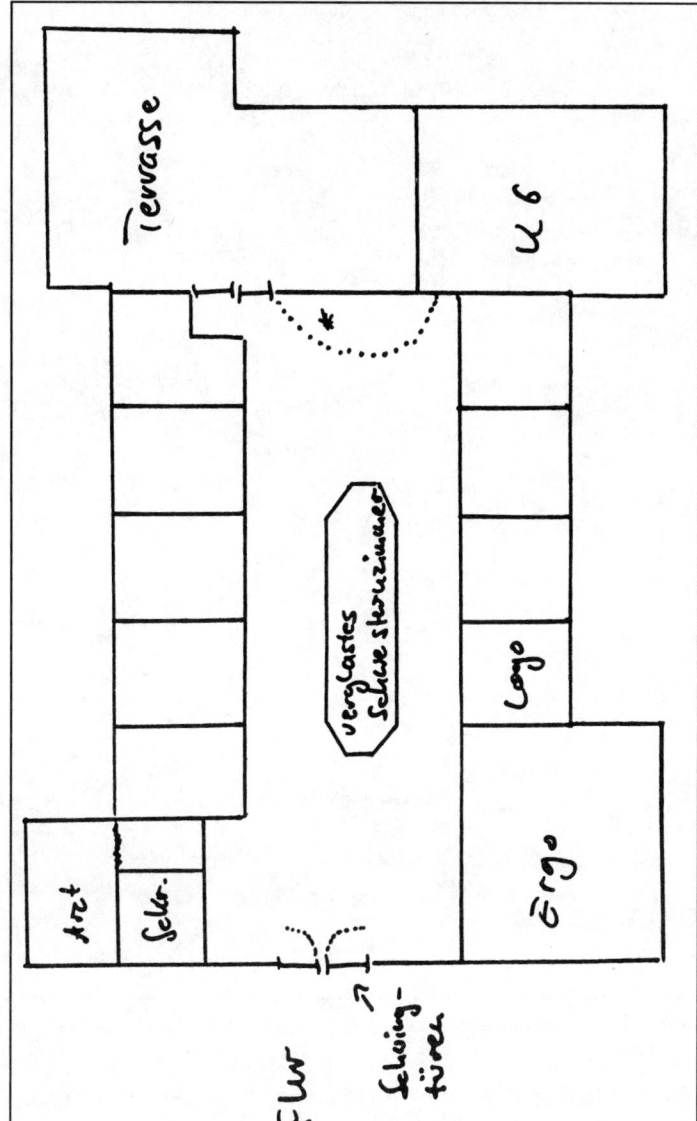

Abb. 22: Grundriß einer Station

Ferner hat man den Eindruck, daß die Schwingtüren und der gegenüberliegende Patientenaufenthaltsraum miteinander räumlich verschmolzen wurden. Es besteht ja eine räumliche Ähnlichkeit zwischen beiden, insofern der Aufenthaltsraum einen Halbkreis bildet und die Schwingtüren in ihrer Bewegung ja ebenfalls

61

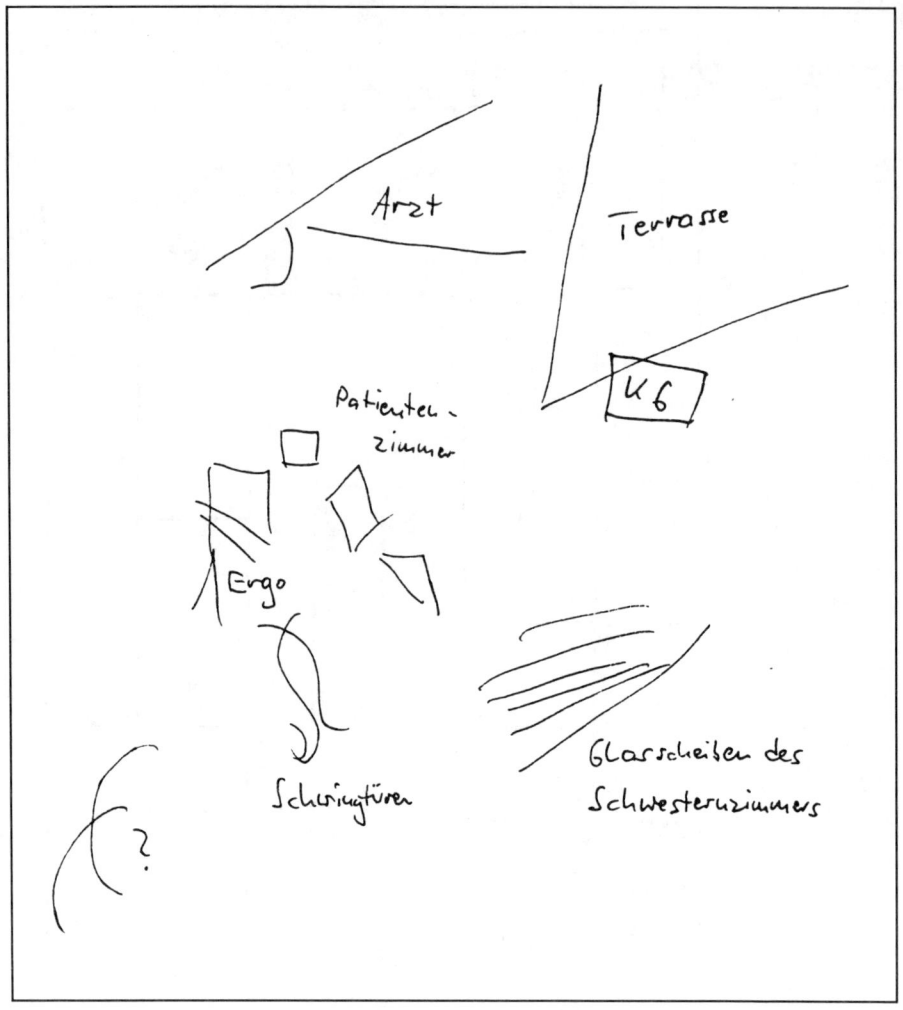

Abb. 23: Versuch eines Rechtshirngeschädigten, den Grundriß der in Abb. 22 gezeigten Station zu zeichnen.

je einen halben Kreis oder auch einen etwas kleineren Kreisbogen beschreiben. Der Patient nimmt also hier wiederum ein Detail durchaus richtig auf, kann es dann aber in den Gesamtzusammenhang nicht mehr richtig einfügen und macht einen neuen, aber falschen Gesamtzusammenhang daraus.

Ferner erkennen wir eine Proportionsstörung. Der Krankengymnastik-Raum und auch das, was vom Ergotherapieraum übrig ist, sind entschieden zu klein, während das Arztzimmer zu groß ist.

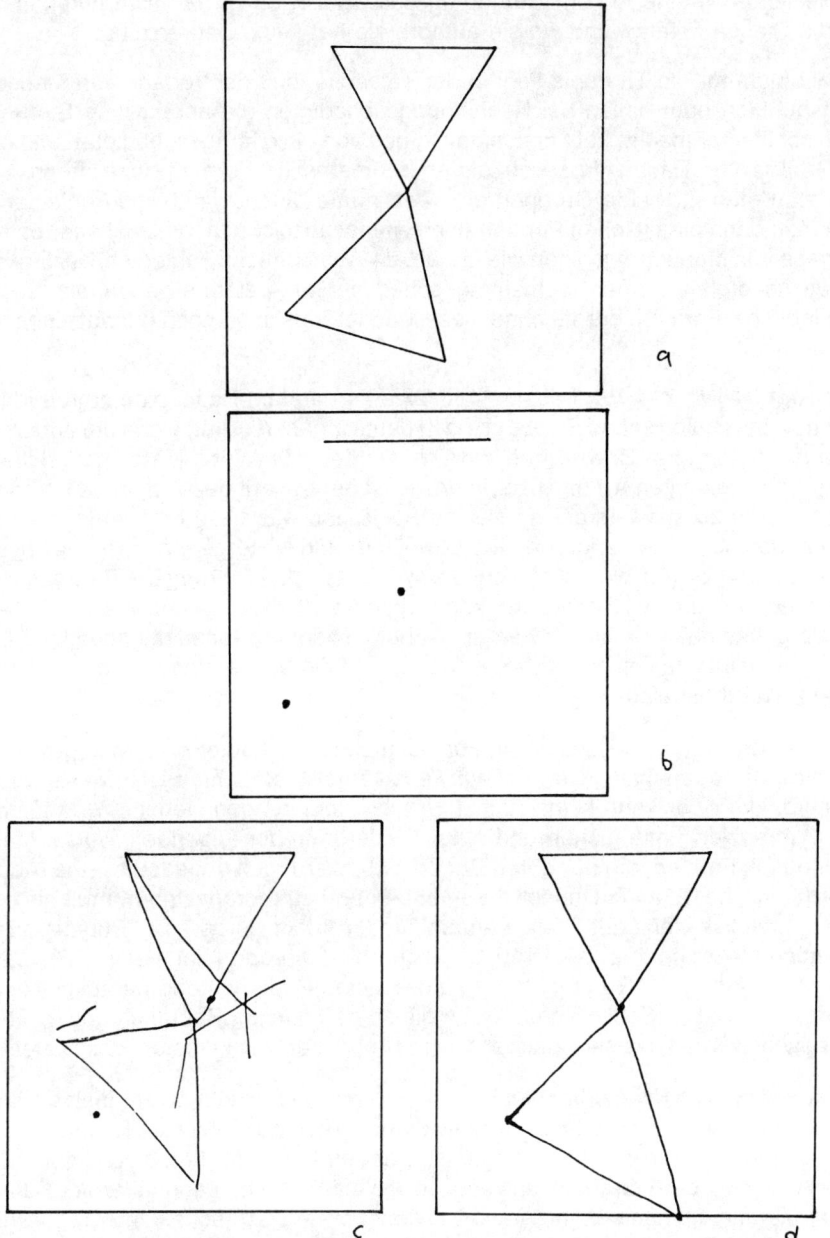

Abb. 24: a: Vorlage, b: Markierungshilfen, c: Abzeichenversuch eines Rechtshirngeschädigten mit Markierungshilfen, d: Abzeichenversuch eines Rechtshirngeschädigten ohne Markierungshilfen

Schließlich fehlt eine Art Umrandung für das Ganze. Es ist gar nicht erkennbar, wo die Station anfängt und wo sie aufhört, sie hat keine Begrenzung.

Ein Problem für die Therapie liegt in der Tatsache, daß die Vorlage von Markierungspunkten oder -linien bei Rechtshirngeschädigten die apraktische Störung noch schlimmer macht. Läßt man eine Gruppe von Linkshirngeschädigten und eine Gruppe von Rechtshirngeschädigten geometrische Formen abzeichnen, so bekommt man für beide Gruppen eine bestimmte durchschnittliche Fehlerzahl. Läßt man dann die gleichen Formen noch einmal abzeichnen, diesmal aber unter Vorgabe von Markierungshilfen wie in Abb. 24, so nimmt die Fehlerzahl bei Linkshirngeschädigten ab, bei Rechtshirngeschädigten zu. Letztere haben jetzt auch Probleme bei Formen, die sie ohne diese Markierungshilfen noch gut abzeichnen konnten.

Was liegt hier vor? — Wir haben es hier wieder mit dem Phänomen zu tun, daß ein neuropsychologisches Symptom noch deutlicher hervortritt, wenn die entsprechende Leistung **mit Bewußtheit** erbracht werden soll. Wenn Markierungshilfen in der oben gezeigten Art hinzukommen, so ist der Patient gezwungen, die Vorlage daraufhin zu analysieren, an welche Stelle und wie diese Markierungshilfen einzubauen sind. Dies erfordert eine bewußtere und weitergehende raumanalytische Leistung als das bloße Abzeichnen. Wenn also eine Störung der Raumanalyse vorliegt, wie das bei Rechtshirngeschädigten der Fall ist, so muß sie durch dieses Vorgehen noch deutlicher werden. — Für Linkshirngeschädigte dagegen, die ja über eine intakte Raumanalyse verfügen, sind die Markierungshilfen aus demselben Grund hilfreich.

Der Kern der Raumanalysestörung der Rechtshirngeschädigten ist eine gestörte **Raumrichtungsanalyse.** Der Patient kann räumliche Richtungshinweise nicht „weiterdenken", er kann keine Richtungsschlußfolgerungen ziehen. Wir können das differenziert untersuchen und diagnostizieren in der folgenden Weise: Man beginne mit Formen, die nur durch Punkte-Gruppierungen angedeutet sind (Abb. 25). Um in Abb. 25a ein Dreieck zu erkennen und zu reproduzieren, muß als erstes die relative Nähe der Punkte untereinander erfaßt werden. Die Punkte müssen nach Maßgabe ihrer relativen Nähe gruppiert werden (eingekreiste Punkte, Abb. 25b). Aus jeder Gruppierung muß dann eine Raumrichtung herausgelesen werden (Abb. 25c). Schließlich müssen die so gefundenen Raumrichtungen weitergedacht werden, bis sie einander treffen (Abb. 25d) Dann entsteht das Dreieck.

Auf komplexerem Niveau handelt es sich darum, Kurvenläufe so zu analysieren, daß sie ebenfalls weitergedacht werden können. Eine Kurve ist eine Sequenz von Richtungen. Die Kurve hat also gegenüber der einzelnen Richtung schon ein höheres Gestalt- oder Integrationsniveau, so wie die Richtung gegenüber der Punktegruppierung ein höheres Integrationsniveau hat. — Das nächste Integrationsniveau ist dann das geschlossene Ganze, das eben entsteht, wenn man Kurvenverläufe so weiterdenkt, daß sie sich treffen.

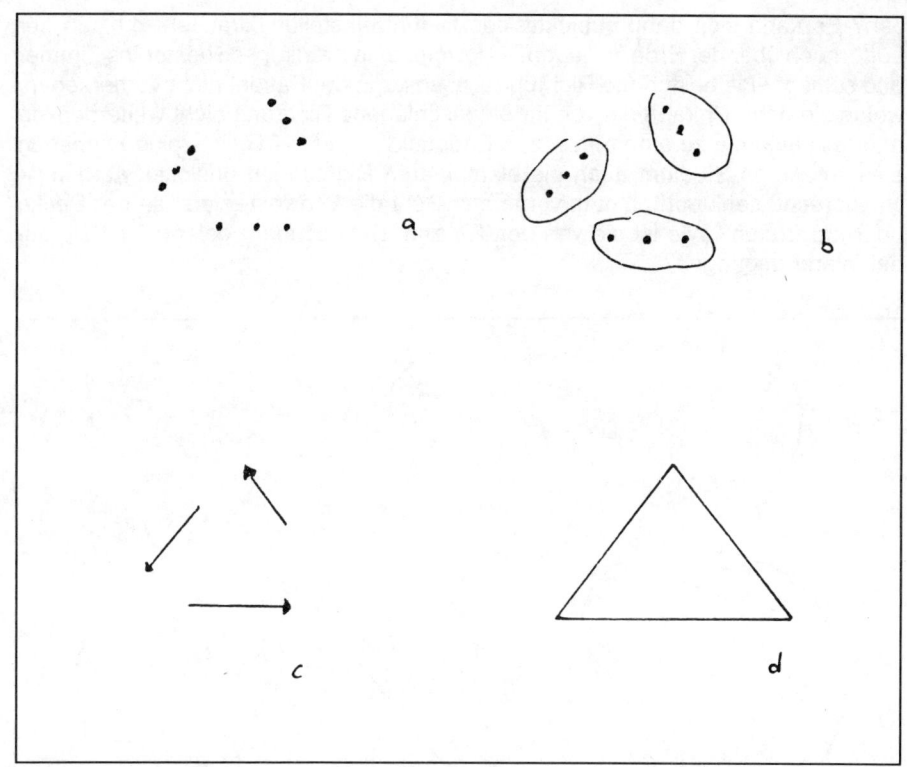

Abb. 25: Erschließung eines Dreiecks aus einer Punkteansammlung (a) durch Gruppierung der Punkte nach ihrer relativen Nähe (b), Erschließen von Raumrichtungen aus den Punktegruppierungen (c) und Extrapolation der Richtungen zur geschlossenen Form (d).

Daß Rechtshirngeschädigte hier beeinträchtigt sind, läßt sich aufzeigen, indem man ihnen auf einem Blatt einen großen Kreisbogen und daneben mehrere kürzere Kreisbögen unterschiedlicher Krümmung vorlegt. Der Patient soll nun einfach sagen, welcher der kürzeren Kreisbögen zu dem größeren Kreisbogen so gehört, daß daraus **ein** Kreis wird (Abb. 26).

Dies ist der Kern der Raumanalysestörung, die hinter der konstruktiven Apraxie der Rechtshirngeschädigten steht. Längst bevor man eine konstruktive Apraxie überhaupt prüfen kann, im ganz akuten Fall, wenn der Patient noch im Bett liegt, zeigt sich diese Raumanalysestörung auch für den Patienten selbst in sehr eindrucksvoller, ihn beängstigender Weise: Der Patient kann z.B. nicht erfassen, in welche Richtung sich die Fensterflügel öffnen. Sind die Fenster geöffnet, so weiß er oft nicht, stehen sie jetzt nach draußen oder nach drinnen offen. Entsprechend weiß er nicht, auf welcher Seite der Wand er liegt. Liegt er also drinnen oder draußen? Es kann sich dann subjektiv das Gefühl einstellen, draußen, d.h. „in der Luft", hoch über der Erde zu liegen. — Kommt eine Krankenschwester ins Zimmer und schlägt eine bestimmte Richtung ein, so kann der Patient nicht vorhersehen, wohin sie geht. Er kann die von ihr eingeschlagene Richtung nicht weiterdenken oder er denkt sie zu einem falschen Endpunkt weiter. — Gleichzeitig können in diesem akuten Stadium auch die elementaren Richtungen unsicher werden — waagerecht, senkrecht, hinten/vorne etc. Geht die Schwester jetzt an der Decke oder am Boden? Wie ist sie von der Tür zum Bettnachbarn gelangt? Ist sie auf der Wand gegangen?

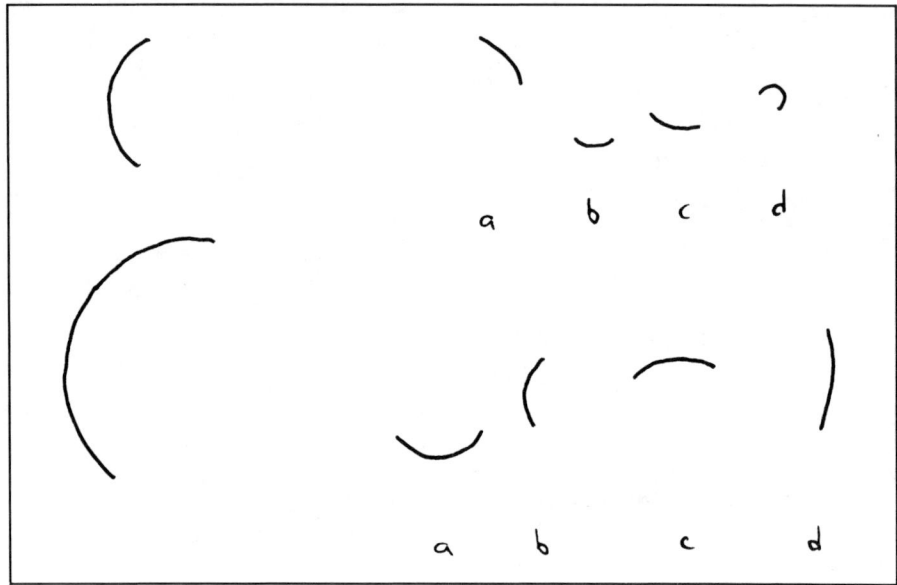

Abb. 26: Zuordnung von Kreisbögen. Welcher der 4 Bögen a—d gehört zu dem links stehenden Bogen?

Diese extreme Störung des Raumrichtungssinns klingt rasch ab, aber die Störung selbst ist sehr hartnäckig und zeigt sich eben u.a. dann bei gestaltenden Handlungen wie beschrieben.

Es sind dann alle Schweregrade möglich. Viele Patienten können schon ein einfaches Koordinatenkreuz nicht rekonstruieren, zeichnend oder mit den Armen in der Luft. Das Koordinatenkreuz ist das einfachste Verhältnis zweier Raumrichtungen — der Senkrechten und der Waagerechten.

Bei anderen Patienten oder beim selben Patient in einem späteren Genesungsstadium erkennt man die gestörte Raumrichtungsanalyse außer an der eigentlichen konstruktiven Apraxie in perspektivischen Verzerrungen. Läßt man den Patienten eine Allee zeichnen, so kann er das zunehmende Kleiner-Werden sowie die Verengung nach oben nicht rekonstruieren. Diese perspektivischen Verzerrungen treten auch im übertragenen Sinn auf: Der Patient kann zeitliche und räumliche Distanzen nicht schätzen. Vor allem akutere Patienten können zeitliche Verhältnisse perspektivisch nicht überblicken. Kommt ihnen subjektiv der Zeitablauf langsam vor, so können sie durchaus behaupten, „schon Jahre" hier im Krankenhaus zu sein. — Auch räumlich hat der Patient kein Gefühl für Abstände: Wie weit ist es von seinem Sitzplatz am Tisch bis zur Wand? — „400 Meter".

5.4. Die Ankleideapraxie

Auch in der Ankleideapraxie können wir zwei verschiedene Formen unterscheiden, die getrennt oder gemeinsam auftreten können. Bei Rechtshirngeschädigten ist die Ankleideapraxie Ausdruck der beschriebenen räumlichen Grundstörung. Diese kann sich beim Ankleiden hauptsächlich durchsetzen in der Analyse des räumlichen Verhältnisses zwischen den Körperteilen und den entsprechenden Kleidungsstücken. Der Patient versucht z.B., in die Hose zu kommen, indem er den Fuß von unten ins Hosenbein steckt. Ins Hemd schlüpft er verkehrt herum, so daß man es hinten zuknöpfen müßte. Das Unterhemd macht ihm Schwierigkeiten, weil er mit dem Kopf ins Ärmelloch will. Der Pullover fällt ihm immer wieder herunter, weil er ihn auf den Oberkörper **legt**.

Solche Schwierigkeiten müssen natürlich differentialdiagnostisch abgegrenzt werden gegen motorische Ungeschicklichkeit aufgrund einer Hemiparese.

In der Ankleideapraxie kann sich auch ein gestörtes räumliches Bild des eigenen Körpers ausdrücken. Obwohl der Patient spontan den Körper und die Körperteile richtig einsetzt, bekommt er mit dem eigenen Körper Schwierigkeiten, wenn er ihn bewußt räumlich analysieren muß. Er wird dann plötzlich unsicher, in welche Richtung sich der Unterarm vom Oberarm abbiegt. Wo komme ich heraus, wenn ich mit der Hand in diese Öffnung am Pullover fahre? Wie muß ich das Unterhemd halten, damit das Etikett nach dem Anziehen hinten ist? usw.

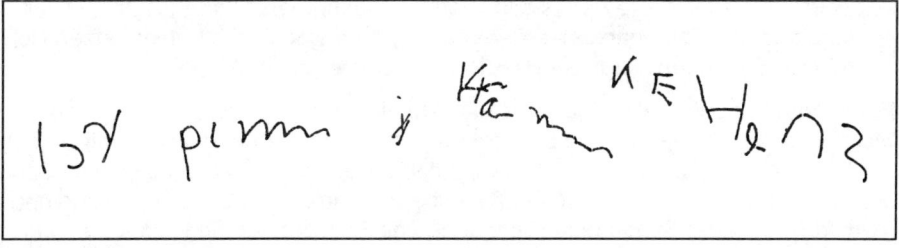

Abb. 27: Räumliche Dysgraphie: Diktatschrift des Satzes „Ich bin im Krankenhaus" eines rechtshirngeschädigten Patienten

Bei Linkshirngeschädigten ist die Ankleideapraxie wesentlich seltener. Sie tritt hier auf als Ausdruck der Sequenzierungsstöung — der Patient zieht zuerst den Pullover, dann die Hose, dann die Schuhe, dann das Unterhemd, dann die Socken an. Während die räumlichen Relationen am Körper und zwischen Körper und Kleidungsstücken erhalten sind.

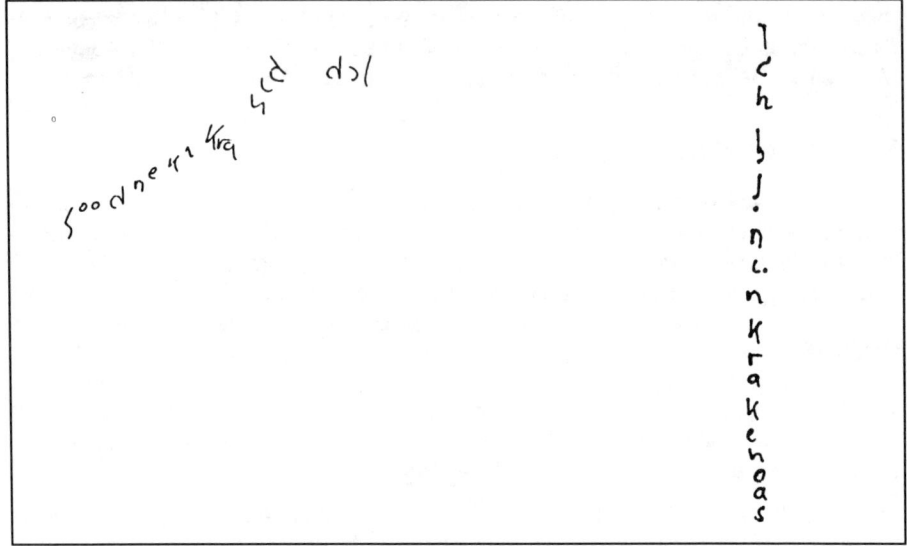

Abb. 28 und 29: Räumliche Dygraphie: Zwei Diktatschriften des Satzes „Ich bin im Krankenhaus" durch einen räumlich schwer desorientierten Patienten (links) und einen konstruktiven Apraktiker (rechts), der das räumliche Problem zu umgehen sucht durch Senkrecht-Schrift.

5.5. Dysgraphie und Dyslexie

Schreiben und Lesen haben zunächst einen sprachlichen, linguistischen Aspekt. Im Rahmen einer Aphasie kann es deshalb zu Schwierigkeiten im schriftlichen Umgang mit der Sprache kommen (linguistische Dysgraphie und Dyslexie). Hier spiegelt sich die jeweilige Aphasieart wieder. Buchstaben, Wörter, Sätze, können fehlerhaft geschrieben und gelesen werden; grammatikalische Fehler setzen sich auch beim Schreiben durch — „Heute hatte wir regnerice Tag".

Für Ergotherapeuten wichtiger sind die räumlichen Dysgraphien und Dyslexien. Sie zeigen meist eine Störung der rechten Hemisphäre an und sind somit wieder als Ausdruck der Raumanalysestörung aufzufassen. Sie sind eigentlich eine Sonderform der konstruktiven Apraxie. Denn beim Schreiben produzieren wir ja geometrische Gebilde. Schon beim Schreiben von Buchstaben sind alle konstruktiv-apraktischen Fehler möglich: p statt b; Spiegelbildfehler; m statt n; hinzufügen von Einzelelementen, gestörte Raumlage und Desintegration (Abb. 27).

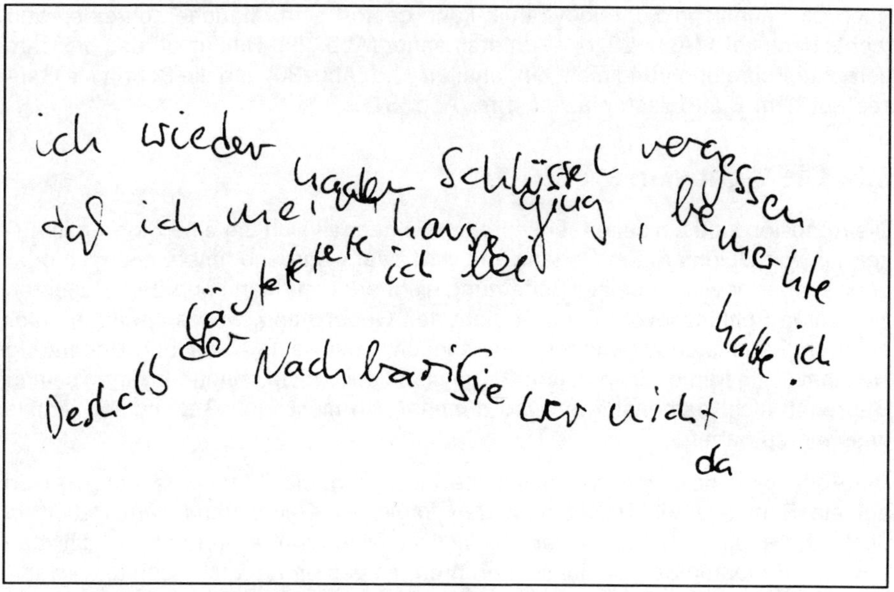

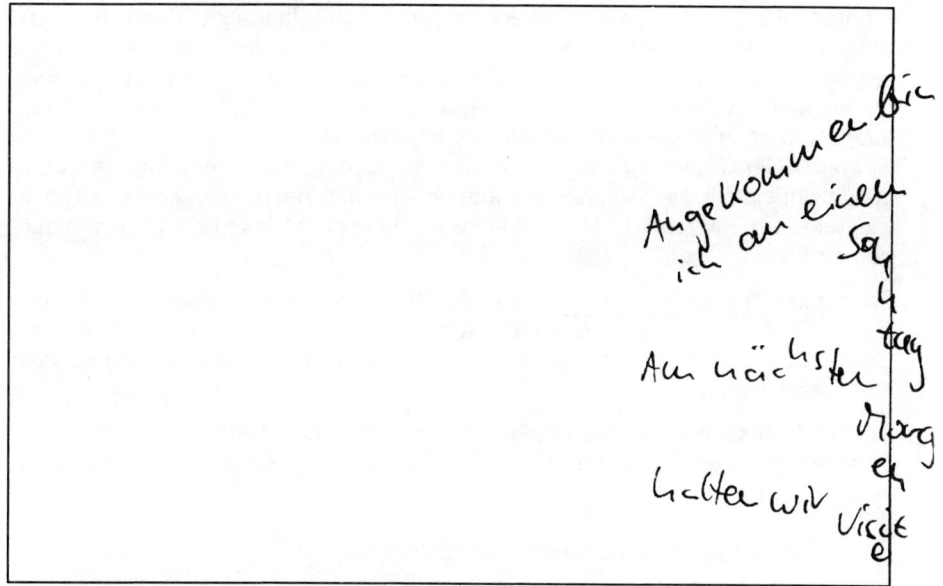

Abb. 30: Räumliche Dysgraphie: Freie Niederschrift eines rechtshirngeschädigten Patienten. Die waagerechte Schreibrichtung kann nicht eingehalten werden.

Abb. 31: Räumliche Dysgraphie: Freie Niederschrift eines konstruktiven Apraktikers. Das Schreibstück wird räumlich nicht richtig auf dem Blatt plaziert.

Auch die räumliche Schreibdynamik kann gestört sein. Manche schreiben von rechts nach links (Abb. 28) oder untereinander (Abb. 29). Häufig ist, daß die waagerechte Schreibrichtung nicht eingehalten wird (Abb. 30) und die Schrift als Ganzes auf dem Blatt falsch plaziert wird (Abb. 31).

5.6. Die Agnosien

Die Agnosien sind ein seltenes Symptom. Es handelt sich um eine Störung im Erkennen von Objekten. Ein Gegenstand wird zwar wahrgenommen, gesehen oder gehört, aber er wird in seiner Bedeutung nicht erkannt. Man kann dem Patienten z.b. einen Schlüssel vorhalten. Er sieht den Gegenstand, würde ihn auch unter anderen Gegenständen wieder herausfinden, aber seine Natur und Bedeutung sind ihm völlig fremd. Er kann den Gegenstand auch nicht benennen, kann seinen Gebrauch nicht demonstrieren und erinnert sich nicht, den Gegenstand jemals gesehen zu haben.

Die Agnosien sind immer modalitätsspezifisch, d.h. die Störung beschränkt sich auf ein Sinnesgebiet. Macht man den fraglichen Gegenstand dem Patienten durch ein anderes Sinnesgebiet zugänglich, so erkennt er ihn sofort. Läßt man z.b. den Patienten den Schlüssel berühren, so daß er ihn auch noch taktil wahrnehmen kann, so weiß er jetzt plötzlich, was er mit dem Schlüssel machen kann und findet auch das richtige Wort.

Differentialdiagnostisch muß man erstens eine Wahrnehmungsstörung i.e.S. ausschließen. Dazu soll der Patient auf einer Tafel gleichaussehende Gegenstände zeigen, die dort zusammen mit anderen Gegenständen aufgezeichnet oder fotografiert sind. Zweitens muß geprüft werden, ob es sich lediglich um eine Benennungsstörung im Rahmen einer Aphasie handelt. Der Aphasiker kennt meist den Gebrauch der Gegenstände, er kann das vormachen, auch wenn ihm der Name dazu nicht einfällt. Der Agnostiker klagt darüber, daß ihm der Gegenstand irgendwie fremd sei, während der Aphasiker versucht, andere Worte oder Umschreibungen zu finden.

Bei der akustischen Agnosie werden Alltagsgeräusche nicht erkannt wie Wasserrauschen, Telefonklingeln, Ei aufschlagen. — Bei der taktilen Agnosie wird ein Gegenstand, der bei geschlossenen Augen in die Hand genommen und betastet wird, nicht erkannt.

Bei der Agnosie ist das Rindengebiet geschädigt, das aktuelle Informationen mit Erinnerungsbildern vergleicht. Es handelt sich also um Schädigungen in den sekundären Projektionsfeldern.

5.7. Die links-rechts-Verwechslung

Die links-rechts-Verwechslung ist ebenfalls kein eigenständiges Symptom, sondern Ausdruck entweder der räumlichen Orientierungsstörung der Rechtshirngeschädigten oder der Aphasie (Poeck). Im ersten Fall weiß der Patient bei bewußter Analyse der räumlichen Verhältnisse nicht, **wo** links und rechts ist (während er spontan, wenn also keine bewußte Raumanalyse erforderlich ist, oft richtig handelt). Besonders beim Ankleiden, aber auch wenn der Patient sich in fremder Umgebung orientieren soll, wird die links-rechts-Verwechslung sehr hinderlich.

Aphasiker können lediglich mit dem Benennen der beiden Richtungen Schwierigkeiten haben, während sie sich durchaus richtig nach links und rechts orientieren.

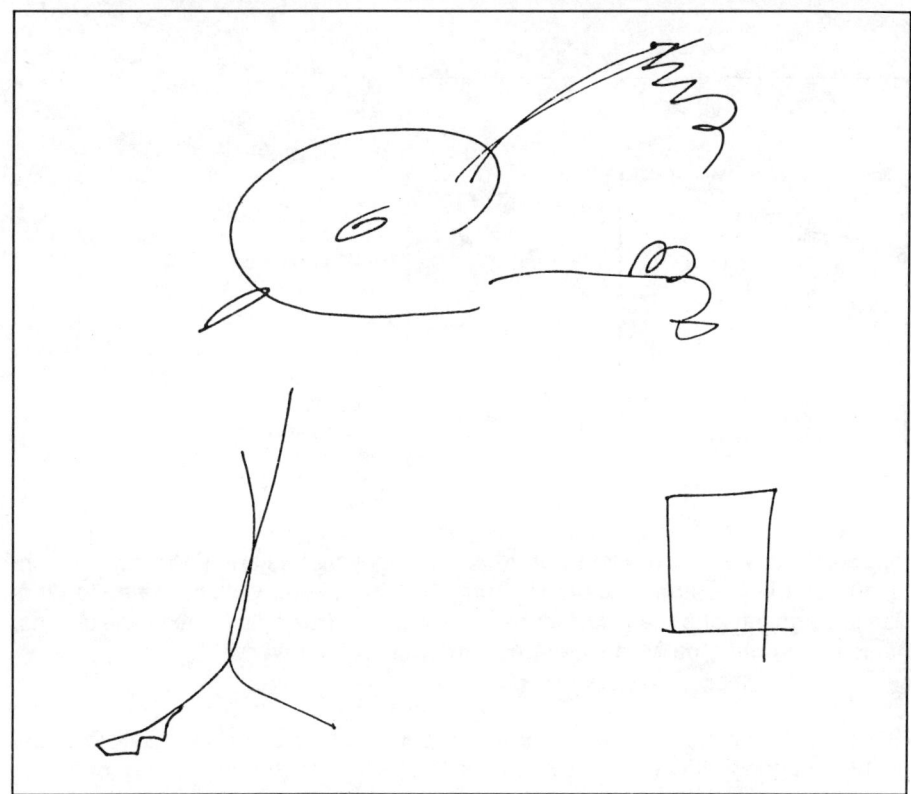

Abb. 32: Desorganisierte Körperorientierung eines multifokal geschädigten Jugendlichen

5.8. Die Orientierungsstörungen am eigenen Körper

Die Orientierung am eigenen Körper kann in mehrfacher Hinsicht gestört sein.

5.8.1.
Zunächst kann bei postakuten Patienten im Rahmen der räumlichen Strukturierungsstörung auch der Körper in seiner Räumlichkeit betroffen sein: oben/unten,

links/rechts, hinten/vorne können auch am eigenen Körper verwechselt oder unsicher lokalisiert werden. Insbesondere die räumlichen Beziehungen zwischen einzelnen Körperteilen und dem Körperganzen und den Körperteilen und Kleidungsstücken sind in dieser Hinsicht störanfällig. Läßt man diese Patienten ein schematisches Männchen zeichnen, so bekommt man ein ganz desorganisiertes Gebilde (Beispiel Abb. 32), das man aber kaum mit den — eigentlich ja auch „falschen" — Männchen-Zeichnungen eines Kindes verwechseln wird (Abb. 33). Denn diese ist nicht desorganisiert, sondern eher in der Proportionierung der Einzelteile unrealistisch.

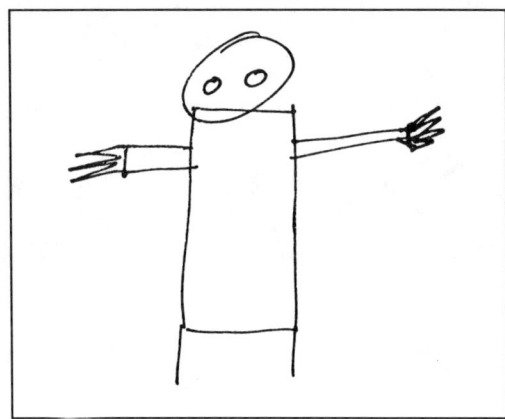

Abb. 33:
Vergleich zu Abb. 32.
Männchen-Zeichnung eines
gesunden Kindes

Andererseits wird man allein aufgrund einer desorganisierten Männchenzeichnung noch keine Strukturierungsstörung diagnostizieren wollen. Die erste differentialdiagnostische Frage ist hier die nach der konstruktiven Apraxie, die sich natürlich auch auf eine Männchen-Zeichnung auswirken würde.

5.8.2.

Bei der Autopagnosie können eigene Körperstellen nicht richtig lokalisiert oder nicht genügend differenziert werden. Der Patient kann auf verbale Aufforderung hin oder im Nachahmen eigene Körperteile nicht zeigen.

Differentialdiagnostisch wird man hier zunächst auf Aphasie prüfen und sodann auf die allgemeine räumliche Orientierungsstörung hin.

5.8.2.1.

Ein Spezialfall der Autopopagnosie ist die Fingeragnosie. Dabei werden die eigenen Finger im Benennen und Nachmachen falsch oder ungenügend differenziert. Der Patient kann bei geschlossener Faust z.B. den Ringfinger nicht strecken. Er streckt entweder den falschen Finger oder mehrere Finger zusammen.

5.9. Uhrzeitagnosie und Uhrzeitapraxie

Es wurde in diesem Buch schon mehrfach über die beiden Informationsverarbeitungsprozesse gesprochen, die beim Ablesen der Uhrzeit zusammenwirken. Der Störungsfall sei hier kurz zusammengefaßt.

5.9.1.

Die raumanalytische und raumrekonstruktive Grundstörung kann auf den räumlichen Aspekt des Uhrzeit-Ablesens durchschlagen. Dann wird die Stellung der beiden Zeiger zueinander nicht richtig analysiert, linke und rechte Seite können als Richtung verwechselt werden, d.h. der Patient kann nicht sicher sagen, in welche Richtung sich die Zeiger bewegen. Hält man dem Patienten eine Uhr vor, die statt Ziffern nur noch Punkte hat, so hat er gar keine Anhaltspunkte mehr und ist beim Versuch, die Uhr zu lesen, raum-zeitlich desorientiert.

5.9.2.

Innerhalb einer aphasischen Störung kann die Zuordnung einer Ziffer zu einem Zahlenwert verlorengehen, so wie die Zuordnung von Wort zu Sachverhalt verlorengehen kann. Der Patient weiß dann nicht mehr, was die Ziffern bedeuten, und kann deswegen die Uhrzeit nicht mehr richtig ablesen.

5.9.3.

Beide Arten der Uhrzeitagnosie führen auch zur Uhrzeitapraxie: Der Patient kann die Uhrzeit nicht richtig einstellen.

5.10. Die Rechenstörungen

Ein einheitliches Symptom der Rechenstörung gibt es nicht. Vielmehr sind im Vorgang des Rechnens sehr verschiedenartige Prozesse beteiligt, so daß ganz verschiedene Arten von Rechenstörungen entstehen können. Z.B. können „mehr" und „weniger" als Begriff, als Proportion verloren gehen; die Ziffern können räumlich falsch aufs Blatt geschrieben werden; der Zahlenwert der Ziffern und Zahlen kann im Sinne der Aphasie unsicher geworden sein (Zahlenalexie); die Rechenregeln können nicht mehr richtig angewendet werden (Anarithmie); Horizontale und Vertikale können, z.B. beim schriftlichen Multiplizieren, verwechselt werden.

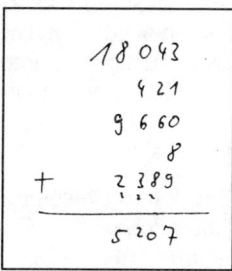

Abb. 34:
Räumliche Dyskalkulie: Der Patient
addiert schräg statt vertikal.
9 + 8 + 6 + 4 = 27, 2 + 8 + 6 + 4 = 20;
2 + 3 + 9 + 8 = 22, 2 + 2 + 1 = 5

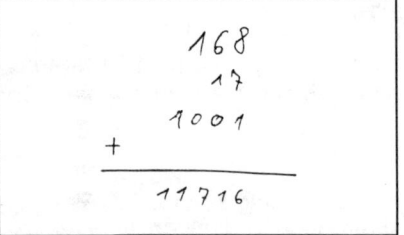

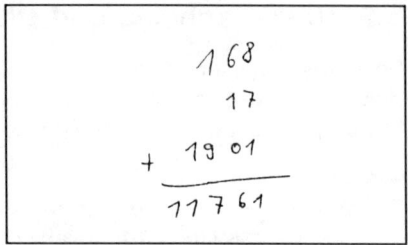

Abb. 35: Räumliche Dyskalkulie: Der Patient behandelt die Ziffern beim Addieren ohne Rücksicht auf die Zahl als Ganzes, d.h. auf die räumliche Position der Ziffern in der Zahl.

Abb. 36: Räumliche Dyskalkulie: Der Patient addiert von links nach rechts.

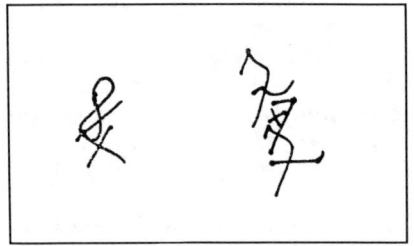

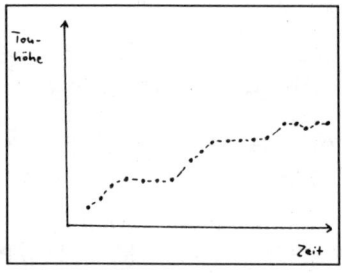

Abb. 37: Räumliche Dyskalkulie: Der Patient schreibt das Diktat „847 mal 17" räumlich desorganisiert.

Abb. 38

Uns interessieren hier besonders Störungen in der räumlichen Umsetzung des Rechenvorganges und dem räumlichen Aspekt der Zahlenkonfiguration. Abb. 34 zeigt den mißlungenen Versuch des schriftlichen Addierens mehrstelliger Zahlen. Rekonstruiert man, wie der Patient addiert (vgl. Legende zu Abb. 34), so erkennt man, daß er die Vertikale nicht sicher einhalten kann. Er addiert schräg. Sprachlich konnte dieser Patient aber die Rechenregel richtig formulieren. Nur eben die räumliche Umsetzung mißlang.

Abb. 35 zeigt den Additionsversuch eines Patienten, der die Auffassung der Zahl als einer aus Ziffern bestehenden Ganzheit verloren hatte. Der Patient addierte zwar richtig von unten vertikal nach oben, er schrieb aber das Ergebnis jeweils vollständig hin, anstatt nur die letzte Ziffer des Ergebnisses niederzuschreiben und die Zehnerzahl als Übertrag für die nächste Säule zu verwenden. Hier zeigt sich deutlich die Fragmentierungsneigung der Rechtshirngeschädigten.

Ein drittes Beispiel zeigt Abb. 36. Hier verwechselt der Patient die horizontalen Raumrichtungen. Er addiert von links nach rechts. Schließlich ist in Abb. 37 (noch anfertigen) die räumliche Desorganisation noch auf die Spitze getrieben. Dem Patienten wurde die Rechnung diktiert „847 mal 17". Er schrieb die Ziffern räumlich so unsystematisch aufs Blatt, daß er die Rechenregel, die er kannte, nicht mehr anwenden konnte.

5.11. Die Amusien

Die Amusien sind z.T. ebenfalls aus der allgemeinen raumanalytischen Störung heraus verstehbar. Beim Musikhören gehen zunächst sequentiell Töne ein. Diese werden innerlich auf ein Koordinatensystem aufgetragen wie in Abb. 38 gezeigt. M.a.W. das zunächst sequentiell eingehende Material wird räumlich kodiert. Das eigentliche Musikerlebnis entsteht erst, wenn wir die räumlichen Markierungspunkte untereinander verbinden zu akustischen „Kurven". Dazu bedarf es der raumrekonstruktiven Fähigkeiten, die in diesem Buch schon mehrfach besprochen wurden. Die — hier akustischen — Kurvenverläufe müssen ständig rekonstruiert und weitergedacht (extrapoliert) werden. So erst entsteht eine Melodie als geschlossen erlebbares Ganzes. Die Melodie hat eine Verlaufsgestalt. Diese ist raumhaft.

Ist nun im Rahmen der raumrekonstruktiven Grundstörung die musikalische Informationsverarbeitung gestört, so kann der Patient z.b. eine Melodie nicht mehr als geschlossenes Ganzes erkennen. Er hat dann nicht mehr das in sich zurückkehrende Erlebnis des Melodie-Endes. Auch kann er schon im Einschätzen von Tonhöhenunterschieden beeinträchtigt sein. Die räumliche „Eintragung" der einzelnen Töne auf dem internen Koordinatensystem ist dann schon mißlungen.

Nicht nur das musikalische Verständnis ist bei solchen Amusien beeinträchtigt, sondern auch die Produktion von Melodien. Die Patienten singen dann nicht nur falsch, sondern ausgesprochen monoton. Das kann sich fortsetzen bis in die Sprachmodulation. Die Sprachmelodie geht verloren. Was übrig bleibt, ist ein seltsam monotones Sprechen. Der Patient ist dadurch empfindlich in seiner Kommunikationsfähigkeit eingeschränkt; denn er kann jetzt nicht mehr den emotionalen Gehalt dessen, was er sagen will, über die Sprachmelodie „transportieren". Umgekehrt versteht oder erkennt er auch die Sprachmelodie nicht mehr, wenn andere sprechen.

Schließlich kann, speziell bei Linkshirngeschädigten, noch ein anderer, nichträumlicher Aspekt der Musik gestört sein, der rhythmische. Die Rhythmus-Rekonstruktion ist eine sequenzanalytische Aufgabe und kann deshalb im Rahmen der sequenzanalytischen Grundstörung beeinträchtigt sein.

5.12. Die Prosopagnosie

Die Prosopagnosie kommt nur bei Rechtshirngeschädigten vor. Sie tritt nicht alleine auf, sondern immer in Zusammenhang mit der raumrekonstruktiven Grundstörung der Rechtshirngeschädigten. Sie besteht darin, daß der Patient eine Person nicht an ihrem Gesicht erkennt — im Extremfall erkennt er auch sich selbst im Spiegel nicht. Er erkennt das Gesicht natürlich als Gesicht, er kann auch die Einzelheiten beschreiben, er kommt aber nicht zu dem Eindruck des Individuellen, ganz Persönlichen, das wir ja mit jedem Gesicht verbinden.

Was liegt hier vor? Fragen wir uns zunächst, was im Normalfall geschieht, wenn wir ein Gesicht, z.B. auf einer Party, kennenlernen? Erst sehen wir es vielleicht im Halbprofil, mit neutralem Ausdruck, dann frontal, lächelnd, später von schräg oben, wir sehen es angestrengt, freudig lachend, nachdenklich. M.a.W. wir sehen kein stabiles visuelles Muster. Vielmehr ist im Alltag ein Gesicht ein hoch variables Ereignis, dessen Ausdruckskraft eben in dieser ständigen Veränderbarkeit liegt. Dennoch verlieren wir nie den Eindruck des Individuellen eben dieses Gesichts.

Welcher Art sind diese Veränderungen? Die Augenfarbe, der metrische Abstand zwischen den Augen, die Größe der Ohren, die Hautfarbe ändern sich ja nicht. Was sich dagegen laufend verändert, sind bestimmte räumliche Aspekte des Gesichts: Die Kurvenverläufe der Mundwinkel ändern sich ständig, ebenso ist das dreidimensionale Gebilde der Wangen in unablässiger Bewegung. Die Augenbrauen heben und senken sich und produzieren dabei immer andere Kurvenverläufe auf der Stirn. Ebenso variieren die Linien der Lippen beim Sprechen. All dies sind **räumliche** Informationen für das Gegenüber. — Worin liegt nun aber das Unveränderliche, Unverwechselbare? Augenfarbe, Haarfarbe, Größe der Ohren etc. können nicht das Entscheidende sein — ihre Kombinationsmöglichkeiten sind zu gering. Vielmehr ist dieser unverwechselbare persönliche Ausdruck des Gesichts etwas, das man gar nicht **wahrnehmen** kann. Es muß vielmehr aus den beschriebenen ständigen Veränderungen herausgefiltert, extrahiert werden. Das Spezifische eines Gesichts liegt in seiner räumlichen Innenstruktur, d.h. in der einmaligen Kombination räumlicher Daten, die aber dynamischen Charakter hat: Die einzelnen räumlichen Daten verändern ständig ihren Gesamtzusammenhang, wenn sich der Gesichtsausdruck verändert. Dies geschieht aber in einer so fein abgestimmten Weise, daß eben der Gesamtzusammenhang erhalten bleibt, obwohl die Teile-Anordnung sich laufend verändert.

Es ist wie beim Musikhören. Spielt man eine Melodie eine Oktav höher, so erkennt man sie immer noch als diese Melodie. Auch hier bleibt der Gesamtzusammenhang erhalten, obwohl hier alle Teile ihre räumliche Anordnung (die Tonhöhe) verändern.

Worauf es im Fall der Gesichtserkennung für das Gegenüber ankommt, ist, aus allen diesen kovariierenden räumlichen Daten (zusammen mit den stabilen) eine räumlich organisierte kognitive Repräsentation aufzubauen, so etwas wie eine Landkarte, auf der alle räumlichen Wahrnehmungen, die man mit diesem kennenzulernenden Gesicht macht, zur gegenseitigen Deckung, zur Übereinstimmung gebracht werden können.

Dieses Erfassen des Spezifischen eines Gesichts geschieht unmittelbar. Wir setzen uns ein Gesicht nicht additiv zusammen, um dann in der Summe das Individuelle zu erkennen. Vielmehr imponiert das Gesicht unmittelbar als Gestalt. Eine sprachlich-analytische Vorgehensweise, wie sie die linke Hemisphäre durchführen könnte, wäre unvereinbar mit dieser Aufgabe. Tatsächlich hat sich in Untersuchungen gezeigt, daß die linke Hemisphäre nicht in der Lage ist, Namen mit Gesichtern zu verbinden.

Faßt man die Gesichtserkennung also als raumrekonstruktive Aufgabe auf, so leuchtet ein, daß sie im Rahmen der räumlichen Grundstörung der Rechtshirngeschädigten gestört sein kann. Patienten mit einer Prosopagnosie sind kommunikativ stark eingeschränkt. Denn die fehlende oder gestörte Gesichtserkennung geht auch einher mit einer Unfähigkeit oder mindestens Schwierigkeit, emotionale Gesichtsausdrücke zu interpretieren. Denn diese sind eben wieder bestimmte Variationsmuster der räumlichen Grunddaten des Gesichts. Diese Patienten sind dann auf andere Sinneskanäle angewiesen: Sie erkennen z.B. eine Person an der Stimme oder an bestimmten „unveränderlichen Kennzeichen" wie Narben auf der Stirn o.ä. Und für die Erkennung des emotionalen Gesichtsausdrucks sind sie auf die Analyse der Sprachmelodie und Gestik angewiesen.

Eine oft mit der Prosopagnosie einhergehende Schwierigkeit ist, daß Automarken nicht erkannt werden. Dies hat natürlich nicht solche erheblichen sozialen Konsequenzen, kann den Patienten aber subjektiv stark irritieren. Der Vorgang der Erkennung einer Automarke ist ähnlich zu denken wie der Vorgang der Gesichtserkennung — allerdings demgegenüber vereinfacht, weil es hier ja nicht um ein variables räumliches Muster geht. Aber auch Automarken haben im Front-Kühler-Bereich eine Art Gesicht, ein unverwechselbares Design aus räumlichen Daten (Position und Form der Scheinwerfer, Kühlergrill, Führung von Chromleisten etc.).

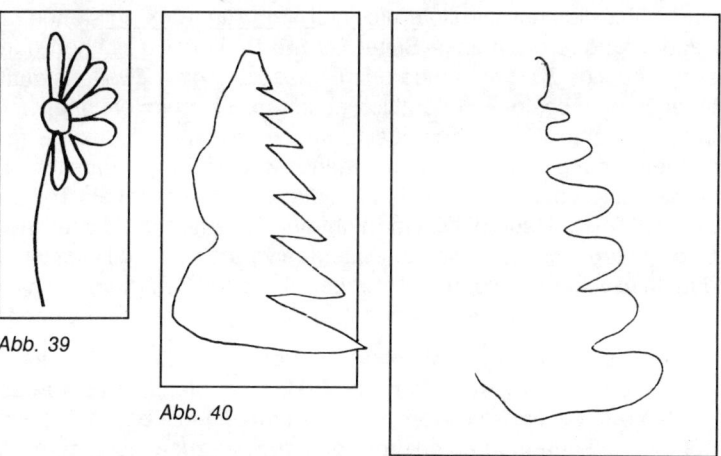

Abb. 39

Abb. 40

Abb. 39—41: Beispiele für den Neglect   Abb. 41

77

5.13. Die Halbseiten-Unaufmerksamkeit (Neglect)

Der Neglect kommt durchschnittlich bei 45% der Rechtshirngeschädigten vor und bei ca. 3% der Linkshirngeschädigten. Hier wird nur der Neglect der Rechtshirngeschädigten behandelt. Er besteht darin, daß von links kommende Informationen nicht in die Handlung einbezogen werden — die linke Raum- und Körperhälfte wird ignoriert. Der Neglect betrifft alle Sinnesmodalitäten, ist aber am deutlichsten im visuellen Bereich.

Neglect-Patienten fallen im Stationsalltag dadurch auf, daß sie z.b. häufig am linken Türrahmen anstoßen, wenn sie durch eine Tür gehen; daß sie nur die rechte Hälfte vom Teller leeressen; den linken Socken und den linken Schuh nicht angezogen haben; daß sie beim Schreiben und Lesen in der Mitte des Blattes anfangen statt links; daß sie oft nicht oder verzögert, wie widerwillig reagieren, wenn sie von links angesprochen werden; daß sie fast nie spontan nach links blicken oder den Kopf nach links wenden; daß sie nur jeweils die rechte Flurseite benutzen; daß sie die Uhr nicht richtig ablesen können, wenn sich ein oder beide Zeiger auf der linken Ziffernblatthälfte bewegen, es aber können, sobald beide Zeiger rechts sind. — Diese Patienten verhalten sich so, als hätte die linke Seite aufgehört zu existieren.

Zur Diagnostik läßt man diese Patienten z.b. ein Gänseblümchen zeichnen (Abb. 39), oder einen Tannenbaum (Abb. 40 und 41) und ein drei-dimensionales Gebilde nachbauen. Bei solchen Konstruktionen der Neglect-Patienten muß nicht unbedingt immer die linke Seite ganz fehlen. Oft ist sie nur unvollständig, wie verstümmelt.

Differentialdiagnostisch wird man das Phänomen abgrenzen müssen erstens gegen motorische Störungen — eine linksseitige Hemiparese bringt eine motorische Ungeschicklichkeit mit sich, die auch den Eindruck entstehen lassen kann, der Patient ignoriere die linke Seite. Solche Patienten zeichnen dann aber normalsymmetrische Tannenbäume und Gänseblümchen. Zweitens muß man die Frage einer Hemianopsie augenärztlich abklären. Bei der Hemianopsie handelt es sich um eine echte Wahrnehmungsstörung — durch die Hirnschädigung ist die Nervenverbindung zwischen den Augen und dem Projektionsgebiet ganz oder teilweise gestört oder unterbrochen. In diesem Fall kommt ein Teil der Informationen aus der linken Raumhälfte gar nicht an. Patienten mit dieser Störungen wenden sich im Gegensatz zu Neglect-Patienten vermehrt nach links, um den Gesichtsfeldausfall zu kompensieren. Ferner betrifft dieses Symptom nur die visuelle Modalität, während der Neglect immer gleichzeitig in allen Sinnesmodalitäten auftritt.

Das Neglect-Phänomen ist schwer zu verstehen. M.W. gibt es noch keine zufriedenstellende neuropsychologische Erklärung. Man kann aber das Phänomen immerhin recht gut analysieren. 1. Wenn man einen Neglect-Patienten von links anspricht, so kann man es erleben, daß er zwar zunächst nicht reagiert. Kommt er aber in den nächsten Augenblicken aus irgendeinem Grund dazu, vielleicht auch zufällig, seine räumliche Position im Verhältnis zu dem, der ihn angesprochen hat, so zu verändern, daß dieser nun rechts von ihm ist, so kann es passieren, daß man **jetzt** Antwort erhält auf die vorhin gestellte Frage. Also hat der Patient die von links kommende Information (hier die Frage) gar nicht ignoriert, sondern er hat ignoriert, daß sie von links kam.

Verfolgt man das weiter, so erkennt man, daß sich das durch fast alle Äußerungsformen dieses Symptoms durchzieht. Läßt man den Patienten z.B. ein Ziffernblatt zeichnen (Abb. 42), so schreibt er alle 12 Zahlen auf die rechte Seite. Auch hier hat er also gar nicht ignoriert, was links steht, sondern er hat es auf die rechte Seite verlegt. — Bei der Visite, wenn der Arzt z.B. links vom Bett des Patienten steht und eine Schwester rechts, antwortet der Patient auf alle Fragen des Arztes nach rechts hin, zur Schwester.

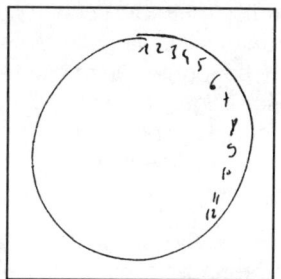

Abb. 42:
Neglect-Beispiel

2. Der Neglect ist keine Wahrnehmungsstörung, das Problem liegt vielmehr auf der Vorstellungsebene. Man kann das durch das folgende kleine Experiment demonstrieren: Der Patient möge sich z.B. das Stationszimmer genau und ausführlich ansehen. Dann schließe er die Augen und beschreibe nur aus dem Gedächtnis das Stationszimmer. Er wird typischerweise das auslassen, was im Stationszimmer links von ihm vorhanden ist, bzw. wird es teilweise rechts lokalisieren. — Nun möge der Patient genau auf die entgegengesetzte Seite des Stationszimmers gehen, um noch einmal, mit immer noch geschlossenen Augen, das aus dem Gedächtnis zu beschreiben, was alles im Stationszimmer ist. Er wird nun wieder das auslassen, was **jetzt** links von ihm ist, obwohl es das ist, was er ja kurz vorher ausführlich beschrieben hat! — Offensichtlich ist der Neglect also **kein** Problem der Informationsaufnahme, sondern eines der Vorstellung.

3. Der Neglect tritt nur auf, wenn ein Bewußtsein von der Symmetrie des Raumes erforderlich ist. Bei spontan-automatischen Handlungen und bei solchen Handlungen, die die Koordination beider Körperhälften erfordern, tritt er kaum auf. Man kann das mit dem „Handschuh-Test" demonstrieren: Legt man ein Paar Handschuhe vor den Patienten mit der Aufforderung, sie anzuziehen, so wird er den linken Handschuh ignorieren. Aber er zieht den rechten Handschuh mit Hilfe der linken Hand an!

4. Der Neglect ist meist begleitet von einer deutlichen affektiven Ablehnung der linken Raum- und Körperhälfte. Der Patient hat regelrecht einen Widerwillen, sich mit Dingen zu beschäftigen, die links von ihm sind. Das kann so weit gehen, daß die eigene linksseitige Hemiparese geleugnet wird. Die Leugnung kann entweder direkt sein — der Patient behauptet dann, ihm fehle gar nichts. Oder sie kommt in einem subjektiven Fremdheitserlebnis gegenüber der linken Körperhälfte zum Ausdruck: „Das ist nicht mein Arm, das ist der Arm meines Mannes", sagte eine rechtshirngeschädigte Frau mit linksseitiger Hemiparese, die auf die Notwendigkeit einer krankengymnastischen Behandlung angesprochen wurde. Ein ebenfalls hemiparetischer Rechtshirngeschädigter sagte bei der Visite über seinen linken Arm: „Den hat mir der Notarzt angeschraubt."

Will man eine Erklärung des Symptoms versuchen, so wird man daran ansetzen müssen, daß dem Neglect-Patienten die linke Raum- und Körperhälfte nicht eigentlich fehlt. Sie scheint nur keine Räumlichkeit mehr zu haben, keine räumliche Struktur. Wie wir gesehen haben, werden linksstehende Dinge nicht an sich ignoriert, sondern es wird ignoriert oder umgangen, daß sie links sind. Der Rechtshirngeschädigte scheint mit den räumlichen Verhältnissen der linken Raumhälfte mehr Schwierigkeiten zu haben als mit den räumlichen Verhältnissen der rechten Seite. Objekte, wenn sie links stehen, haben in räumlicher Hinsicht keine Bedeutung mehr und werden folglich auch nicht in die Handlung einbezogen.

Linksliegende Objekte verlieren für den Rechtshirngeschädigten ihr räumliches Beziehungsgeflecht, ihre gegenseitige räumliche Position. Dies dürfte daher rühren, daß sich die raumrekonstruktive Störung der Rechtshirngeschädigten primär und stärker nach links auswirken muß als nach rechts. Denn von links kommende Informationen werden zunächst rechts verarbeitet, von rechts kommende aber zuerst links und dann erst rechts. Erstere sind also stärker und direkter der raumanalytischen Grundstörung ausgesetzt. Denn die linke Hemisphäre ist, wenn auch in Grenzen, durchaus in der Lage, auch einige raumanalytische Leistungen zu erbringen. Diese Kompensationsmöglichkeit, die für die alltägliche Raumorientierung ausreicht, besteht aber eben nur für von rechts kommende Informationen. Erst bei komplexeren räumlichen Aufgaben scheint sich die raumanalytische Grundstörung der Rechtshirngeschädigten auch nach rechts hin durchzusetzen.

Das affektiv geladene Ignorieren der linken Seite, der Widerstand, sich überhaupt mit der linken Seite zu befassen, wäre demnach eine sekundäre Reaktion auf die räumliche Unstrukturiertheit, die räumliche Bedeutungslosigkeit des linken Raumes anzusehen. Insofern der linke Raumteil keine oder eine unzulängliche räumliche Strukturiertheit hat — was sich natürlich besonders bei Handlungen zeigen muß, die die Symmetrie des Raumes voraussetzen —, wäre es einfühlbar, daß er negative Gefühle auslöst.

Dies ist allerdings keine wissenschaftlich gesicherte Erklärung, sondern eine Annahme, mit der sich aber auch praktisch-therapeutisch arbeiten läßt (s.u.).

5.14. Die sog. Wesensänderung

Früher wurde angenommen, die Hirnverletzung ändere oder störe direkt das „Wesen" eines Menschen. Mit dem Begriff „Wesensänderung" verbunden war ein Geschmack von Unabänderlichkeit. Genauere Untersuchungen und Beobachtungen in den letzten Jahren machen es dagegen wahrscheinlich, daß wir es bei den verschiedenen Arten von „Wesensänderung" in Wahrheit mit den bekannten kognitiven Störungen zu tun haben, die sich eben auch auf das soziale Verhalten der Patienten auswirken.

Am Beispiel der charakteristischen „Wesensänderung" bei Rechtshirngeschädigten soll gezeigt werden, wie man versuchen kann, die kognitive Störung heranzuziehen zum Verständnis der Wesensänderung.

Ein Teil der Rechtshirngeschädigten fällt auf Station durch ein eigentümliches Sozialverhalten auf. Ein solcher Patient beginnt und beendet eine Interaktion abrupt und ohne Bezug auf die jeweils gegebene Situation. Z.B. gehen Arzt und Schwester ins Gespräch vertieft über den Stationsflur, da verwickelt der Patient die Schwester unvermittelt in ein Gespräch über seinen letzten Urlaub, um sich dann ebenso plötzlich und mitten aus dem Gespräch heraus wieder abzuwenden. Oder: Der Patient erzählt dem Arzt vom Abitur seines Sohnes, unbeeindruckt davon, daß der Arzt gerade telefoniert. Oder: Der Patient, der eben noch ruhig am Tisch saß, regt sich plötzlich unverhältnismäßig auf, weil eine Mitpatientin heute etwas später zum Essen kommt als gewöhnlich. Er bezichtigt die Krankengymnastin der Unzuverlässigkeit und schreibt einen hochgradig erregten Beschwerdebrief an den Oberarzt.

Diese und ähnliche Beispiele legen zunächst die Vermutung nahe, daß solche Patienten die jeweilige soziale Situation anders interpretieren als die anderen Beteiligten. Sie regen sich bei den nichtigsten Anlässen hochgradig auf und bleiben andererseits ungerührt, wo Betroffenheit erwartet würde. Sie können sehr mißtrauisch werden, ziehen sich oft vom Stationsleben immer mehr zurück, weil sie mit der Zeit selbst merken, daß sie z.B. den Adressaten von eigenen oder fremden Kommunikationen oder Handlungen verwechseln und daß sie gegebene soziale Situationen nicht richtig verstehen. — Diese Art der „Wesensänderung" ist bei Linkshirngeschädigten nicht zu beobachten.

Untersucht man das Phänomen systematischer, indem man diese Patienten z.B. Zeichnungen oder Fotos von sozialen Situationen interpretieren läßt, so wird man feststellen, daß Rechtshirngeschädigte auch in diesem Bereich die Schwierigkeit haben, den Gesamtzusammenhang herzustellen. Auch hier erfassen sie nicht, welche Richtung einer Handlung innewohnt, an wen sich eine Handlung richtet. Die raumrekonstruktive Störung scheint sich hier am räumlichen Element sozialer Situationen durchzusetzen. Da diese Patienten die Handlungsrichtungen, also die Adressaten von Handlungen nicht finden oder verwechseln, kommen sie natürlich auch nicht zu einem Gesamtverständnis der Situation. Ja, das Soziale an der Situation, das Interaktive, wird oft gar nicht erfaßt. Das Soziale an einer Situation kann ja nur **zwischen** (mindestens) zwei Menschen entstehen. Es ist etwas, das man nicht sieht, sondern das man herausfiltern muß aus dem, was geschieht — in diesem Fall muß man die Richtungen von Handlungen und Kommunikationen, von Interaktionen erfassen, weiterdenken und den Adressaten durch diese Richtungsextrapolation selbst finden. Auf diese Weise entsteht im Kopf des Betrachters etwas, das er gar nicht wahrnehmen kann: ein Netz von Verbindungen zwischen den aktuell anwesenden und handelnden Menschen. Dieses Netz **ist** die Interpretation der sozialen Situation.

Zeigt man z.B. einer Gruppe von Rechtshirngeschädigten Abbildungen sozialer Situationen und fragt sie, was da vor sich gehe, so erhält man z.b. für Abb. 16 eine Antwort wie diese: „Die Frau guckt zum Fenster raus. Der Mann geht vorbei. Der grüßt jemanden. Da ist noch eine Frau. Ein Säugling sitzt auf der Schulter. Da liegt ein Kind am Boden." — Es werden hier alle relevanten Einzelheiten erfaßt, also das, was man wahrnehmen kann. Was man aber durch Extrapolation der Handlungsverläufe erst rekonstruieren müßte, der interaktionelle Zusammenhang, das fehlt.

Die Patienten schätzen die Relationen, die sozialen Distanzen, nicht richtig ein — so wie sie auch räumliche Relationen und Distanzen nicht richtig einschätzen. Ein Beispiel ist die Antwort eines Patienten auf Abb. 43: „Der Mann mit dem Mantel überm Arm grüßt die Frau und das Kind auf der anderen Straßenseite. Das andere Kind hampelt da rum. Der Mann auf dem Fahrrad lacht und grüßt." Auch hier wird der Zusammenhang teils gar nicht gefunden, teils in falscher Weise rekonstruiert.

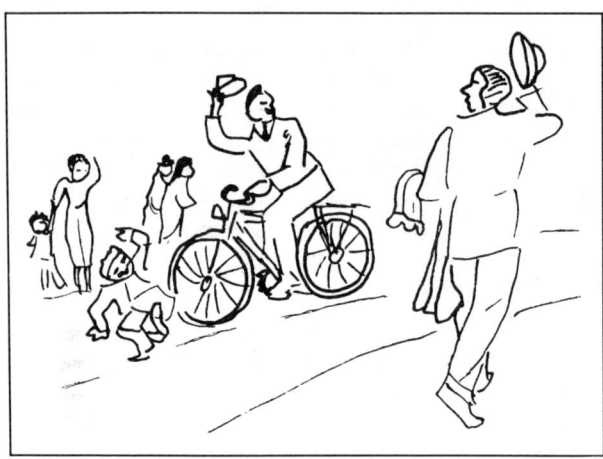

Abb. 43

Linkshirngeschädigte, selbst wenn sie aphasisch sind, lassen solche Fehlinterpretationen nicht erkennen. Diese haben bei solchen Abbildungen allenfalls das Problem, daß sie Details übersehen.

Eine große Rolle bei der „Wesensänderung" der Rechtshirngeschädigten spielt auch, daß sie emotionale Gesichtsausdrücke und den emotionalen Unterton gesprochener Sprache nicht richtig erfassen. Wie schon gezeigt wurde, handelt es sich dabei auch um eine Äußerungsform der raumrekonstruktiven Grundstörung. — Das soziale Verhalten muß natürlich beeinflußt werden von solchen kognitiven Interpretationsschwierigkeiten. So gesehen ist es nicht verwunderlich, daß ein Rechtshirngeschädigter bei anderen Leuten mitten ins intensive Gespräch platzt — er erkennt nicht, daß die beiden eine geschlossene soziale Situation bilden, er kann den vielleicht angestrengten, konzentrierten Gesichtsausdruck dieser Leute nicht erfassen, und er kann aus ihrer Gestik und ihrem Tonfall auch nicht erschließen, was ihn hindern würde, sich einzubringen.

In der Praxis des Stationsalltags können solche Patienten distanzlos, aufdringlich und in ihrem Verhalten unangemessen wirken. In Wirklichkeit hat man es aber mit einer Art „Sozialagnosie" zu tun.

Wie man aber auch immer solche Veränderungen im „Wesen" des Patienten auffaßt, eines sollte man im Auge behalten: Der Patient wird nahezu nie an Anderer. D.h. die Eigenarten, die schon vor der Erkrankung typisch für den Patienten waren, sind es auch nach der Erkrankung. Kleine Marotten, typische Reaktionen, charakteristische Redewendungen und — das Zentrale — das Identitätsgefühl des Patienten bleiben nach der Hirnverletzung fast immer erhalten. Bestimmte Eigenarten mögen etwas deutlicher hervortreten, wie vergröbert erscheinen, wer früher sparsam war, kann jetzt geizig sein — oder auch in ihr Gegenteil umschlagen, trotzdem ist der Patient immer noch als „der Alte" zu erkennen. Nur in den allerseltensten Fällen scheint die Hirnverletzung wirklich den Kern der Persönlichkeit zu berühren. Hirnverletzte sind deshalb nie, wenn sie nicht schon vorher dazu neigten, „verrückt" oder „geisteskrank", auch wenn sie manchmal so wirken mögen.

Die wenigen Ausnahmen, wo der Eindruck besteht, hier hat die Hirnverletzung den Kern der Persönlichkeit ausgebrannt, betreffen Schädigungen des Frontalhirnbereichs in Verbindung mit Schädigungen tiefer liegender Hirngebiete. Befragt man hier die Angehörigen genau, so wird man das eigene Erleben bestätigt finden: Auch bei solchen Menschen trat eigentlich keine Änderung des Wesens ein in dem Sinn, daß etwas wie eine andere Persönlichkeit entstanden wäre; vielmehr handelt es sich bei diesen Ausnahmen höchstens darum, daß der größte Teil von Reaktionsweisen, Gesten etc., die vorher für den Patienten typisch waren, jetzt einfach fehlen — deshalb der Eindruck des Ausgebranntseins. — Auch bei schweren diffusen Hirnverletzungen, wo also das ganze Hirnrindengebiet und womöglich auch tiefer liegende Strukturen abgebaut sind, kann man subjektiv eine „leere" Person vor sich haben, etwa bei stark abgebauten Alkoholikern.

5.15. Gedächtnisstörungen

Gedächtnisstörungen sind eines der häufigsten Symptome nach Hirnschädigung. Sie sind subjektiv schon im Alltag für den Patienten sehr störend und verunsichernd. In den ersten Wochen nach einer länger dauernden Bewußtlosigkeit sind sie ihm oft erst gar nicht bewußt. Erst nach und nach merkt der Patient aufgrund von entsprechenden Rückmeldungen der Umgebung, daß er sehr vergeßlich geworden ist. Dies macht ihn zunehmend unsicher, was die Gedächtnisstörung noch zusätzlich verschlimmern kann. Der Patient sagt z.b. kurz vor der Visite zu seinem Zimmerkollegen, er gehe nur eben schnell telefonieren, bevor der Arzt komme. Auf dem Weg zum Telefon vergißt er diesen Vorsatz; statt dessen reizt ihn die Cafeteria, an der er vorbeikommt. Er trinkt dort gemütlich einen Kaffee. Anschließend geht er zur Krankengymnastin, bei der er vor einer Stunde Behandlungstermin hatte, um sie zu fragen, warum er diese Woche noch keinen Termin bei ihr gehabt habe. Als er schließlich in sein Zimmer zurückkommt, ist die Visite längst vorbei. Zu seinem Zimmerkollegen sagt er, daß er so gerne „mal wieder" mit seiner Frau sprechen würde. Er hat vergessen, daß er sie vor einer Stunde anrufen wollte, daß sie gestern hier war, daß er zur Visite zurück sein wollte, daß er heute schon Krankengymnastik hatte. Auch kann er auf seinem Nachttisch die gleiche heutige Tageszeitung liegen, die er vor 10 Minuten auf dem Rückweg aus der Cafeteria gekauft hat. Er hat sie heute morgen, als er zur Krankengymnastik ging, schon einmal gekauft.

Schauen wir uns einmal den normalen Gedächtnisvorgang an. Wir sehen dann, an wie vielen Stellen dieser Vorgang störbar ist, so daß von einer einheitlichen Gedächtnisstörung gar nicht gesprochen werden kann. Sehr viele ganz verschiedene Schwierigkeiten des Patienten können sich auf den Gedächtnisvorgang auswirken. Insofern ist es auch zu erwarten, daß fast alle Hirngeschädigten Gedächtnisprobleme haben.

Den normalen Gedächtnisvorgang kann man sich modellhaft so vorstellen, wie in Abb. 44 gezeigt. Eine Information — das kann ein Sinneseindruck sein, ein Gedanke, ein Gefühl — wird zunächst im Ultrakurzzeitgedächtnis einem Filterprozeß unterzogen. Es wird hier herausgefiltert, was unwichtig ist. Das für den Betreffenden Wichtige wird in die nächste Phase zur weiteren Verarbeitung gegeben, das Unwichtige fällt heraus. Was wichtig ist und was unwichtig ist, ist von Person zu Person verschieden, aber auch für dieselbe Person kann heute etwas unwichtig sein, morgen aber wichtig. Wir nehmen also in den weiteren Gedächtnisprozeß nur eine subjektive Auswahl dessen auf, was uns täglich begegnet und beschäftigt.

Dieser Filtervorgang dauert ca. 10 Sekunden. In der Phase der Verarbeitung wird das anfangs Aufgenommene und im Filter als wesentlich Festgestellte mit anderen Informationen, vor allem mit den persönlichen Erfahrungen, dem persönlichen Wissen der betreffenden Person verbunden. Teilweise werden aus diesen Verbindungen auch neue Begriffe gebildet oder vorhandene modifiziert. Diese Verarbeitungsphase, die eine subjektive Einfärbung des anfangs Aufgenommenen bedeutet, kann 2 bis 20 Minuten dauern und wird als „Kurzzeitgedächtnis" bezeichnet.

Während der Verarbeitung durchlaufen die entsprechenden Inhalte eine Konsolidierungsschleife: Durch die Verarbeitung werden sie ja vielfältig verbunden mit schon gespeicherten Inhalten. Bildlich gesprochen wird der neue Inhalt mit mehreren Seilen an ganz verschiedenen Stellen festgezurrt. Konsolidierung heißt in diesem Zusammenhang, daß die Nervenverbindungen — die Seile — zwischen dem neuen Inhalt und den schon vorhandenen Inhalten immer wieder aktiviert werden. Wie ein Theaterstück, das immer wieder geprobt werden muß, bis es „sitzt", muß der neue Inhalt immer wieder durch eine feed-back-Schleife gehen, bis seine Verbindung mit den vorhandenen Erfahrungen und Inhalten eingeschliffen ist. — Was mit persönlichen Erfahrungen nicht verbunden werden kann, anders ausgedrückt, was nicht „verstanden" wird, fällt aus der Verarbeitung heraus und wird auch nicht weiter gespeichert.

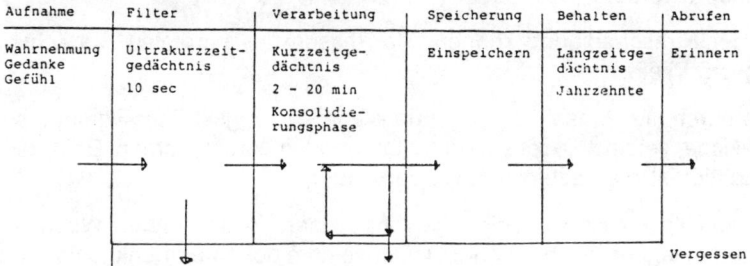

Aufnahme	Filter	Verarbeitung	Speicherung	Behalten	Abrufen
Wahrnehmung Gedanke Gefühl	Ultrakurzzeit- gedächtnis 10 sec	Kurzzeitge- dächtnis 2 - 20 min Konsolidie- rungsphase	Einspeichern	Langzeitge- dächtnis Jahrzehnte	Erinnern

Vergessen

Abb. 44: Ein Modell des Gedächtnisprozesses

Nach dieser Phase kommt das Langzeitgedächtnis, das eine Einspeicherungsphase enthält und dann das eigentliche Behalten. Hier wird also nur Verarbeitetes eingespeichert, also nur Inhalte, die in Verbindung stehen mit eigenen Erfahrungen, mit schon Gewußtem, mit Begriffen, mit bekannten Regeln usw. Was wir also tatsächlich einspeichern, ist nicht das, was wir anfangs aufgenommen haben. Das hätte auch keinen Sinn. Wir hätten dann nämlich ein unverbundenes Sammelsurium von Eindrücken, Informationen, Sinneswahrnehmungen im Kopf, aus dem, eben weil es unverbunden ist, nichts abgeleitet werden kann.

Das Langzeitgedächtnis scheint eine unbegrenzte Aufnahmekapazität zu haben und die Behaltensspanne dauert das ganze Leben.

Wenn wir oft etwas nicht erinnern, so liegt das nicht daran, daß ein gespeicherter Inhalt aus dem Langzeitgedächtnis verschwunden ist, sondern an der letzten Gedächtnisphase, der Abrufphase. Es gelingt uns dann nicht, den Zugriff zu der gesuchten Information zu finden. Daß der gesuchte Inhalt dennoch da ist, erkennen wir daran, daß uns zu einem anderen Zeitpunkt der Zugriff von einer anderen Seite her durchaus gelingt. Angenommen wir haben den wesentlichen Inhalt eines Romans, der vom Mittelalter handelt, gespeichert erstens unter unserem Wissen über das Mittelalter, zweitens unter atmosphärisch-gefühlshaften Stimmungsbildern, die wir mit dem Mittelalter verbinden, und drittens unter selbst ausgedachten Bildern und Szenen, die wir seit unserer Kindheit, als wir Rittergeschichten lasen, mit dem Mittelalter verbinden. — Wir unterhalten uns nun mit einem Freund, der Geschichtslehrer ist, über das Mittelalter. Es fällt uns in dem Gespräch ein, daß wir diesen Roman gelesen haben, aber wir kommen nicht mehr auf den wesentlichen Inhalt. Das Abrufen, der Zugriff unter der Rubrik „Wissen über das Mittelalter" mißlingt also. — Ein paar Tage später sehen wir im Kino einen Film, vielleicht einen Thriller, der im heutigen England spielt. Plötzlich fällt uns jetzt der Inhalt des Romans ein. — Das bedeutet, wir haben unter der Rubrik „Unheimliche, geheimnisvolle Stimmung" den Zugriff gefunden.

Aus dem Gesagten folgt, daß ein bestimmter Inhalt umso sicherer erinnert werden kann, auch nach Jahren, je mehr er mit verschiedenen, schon vorhandenen Inhalten verknüpft wurde.

Im Fall der Hirnschädigung können alle Phasen des normalen Gedächtnisvorgangs gestört sein.

1. Wenn durch die Hirnschädigung eine Wahrnehmungsstörung vorliegt, so wird schon falsche, verzerrte oder verkürzte Information aufgenommen. Entsprechend beeinträchtigt ist die nachfolgende Bearbeitung.

2. Sehr anfällig für Hirnschädigungen, besonders in den ersten Wochen nach dem Trauma, ist der Filtervorgang. Das in seinem normalen Funktionieren unterbrochene Gehirn hat Schwierigkeiten, Wesentliches von Unwesentlichem zu unterscheiden — ein typisches Merkmal vieler Hirnverletzter. Der Filter ist dann hoffnungslos überlastet, bis es irgendwann nur noch vom Zufall abhängt, was zur weiteren Verarbeitung in Phase 3 gegeben wird und was herausfällt.

3. Schon im Filtervorgang, vor allem aber bei der Verarbeitung wirken sich die für Hirnverletzte typischen Konzentrations- und Aufmerksamkeitsstörungen sehr hinderlich aus. Die Konsolidierung, die eine gewisse Ruhe und ein Sich-Einstellen auf den gerade bearbeiteten Inhalt erfordert, wird empfindlich gestört, wenn der Betreffende seine Aufmerksamkeit sprunghaft immer wieder auf andere Bewußtseinsinhalte und andere Wahrnehmungen richtet. Schon aus diesem Grund geht bei Hirnverletzten in der Phase des Kurzzeitgedächtnisses sehr viel verloren.

Sodann spielen alle kognitive Störungen, die in diesem Buch besprochen wurden, herein. Diese sind ja in der Hauptsache Verarbeitungsstörungen. Sie **müssen** zur Folge haben, daß neu aufgenommene Inhalte gar nicht oder falsch verarbeitet und damit nicht oder unzulänglich gespeichert werden.

Wenn ein Patient z.B. räumliche Orientierungsstörungen hat, so wird er räumlich relevante Informationen falsch verarbeiten und damit auch in unbrauchbarer Weise speichern. Gesetzt den Fall, ein Patient mit räumlichen Orientierungsstörungen — er verwechselt links und rechts, kann Distanzen nicht abschätzen und hat keine stabile Vorstellung der räumlichen Richtungen — kommt zum ersten Mal auf Station und wird von einem Pfleger von seinem Zimmer zum Behandlungsraum der Krankengymnastin gebracht, das ein Stockwerk höher und in einem anderen Gebäudetrakt liegt. Die räumlichen Informationen, die der Patient unterwegs aufnehmen kann — erst geradeaus Richtung Arztzimmer, dann links um die Ecke zum Fahrstuhl, dann im oberen Stockwerk Richtung Flurfenster, kurz davor wieder links halten . . . — können jetzt nicht richtig verarbeitet werden. Der Patient, der sich den Weg merken will, hat schließlich ein unverbundenes Sammelsurium von Details im Kopf, einen Fahrstuhl, lange Flure, grelle Lampen, viele Türen, Ecken . . ., die er nun entweder gar nicht speichert, eben weil sie unverbunden sind, oder die er mit für die Orientierung nicht relevanten Informationen verbindet — einer hellausgeleuchteten Fabrikhalle, in der er mal gearbeitet hat; einem Film, in dem jemand an Zellentüren vorbeigeht, so daß es in unfruchtbarer Weise gespeichert wird. — Was Phase 3 betrifft, führt die Hirnschädigung also zu **Lernstörungen.**

4. Die Einspeicherungsphase ist durch die kognitiven Störungen natürlich auch betroffen. Solange aber nicht eine diffuse Hirnschädigung vorliegt, in deren Rahmen alle wesentlichen Verarbeitungsprozesse gestört wären, hat der Hirnverletzte gute Chancen, durch intakt gebliebene Verarbeitungsprozesse hier zu kompensieren. Er wird dann einen neuen Inhalt vielleicht nur unter 3 Rubriken „abheften" statt, wie er es früher mit diesem Inhalt getan hätte, unter 5.

5. Meist gar nicht gestört durch die Hirnschädigung ist das eigentliche Behalten. Eben wegen der zahlreichen Vernetzung der einzelnen Inhalte in einem vielfältigen Bezugssystem von Sinnzusammenhängen wird ein bestimmter Inhalt durch die Hirnschädigung meist nicht vollständig gelöscht.

Falls das bei schweren und diffusen Hirnschädigungen, z.B. bei pathologischen Abbauprozessen im hohen Alter, doch der Fall ist, folgt die Behaltensbeeinträchtigung einem Schichtenprinzip: Zuerst geht das jüngst Eingespeicherte verloren, dann zeitlich rückwärts gehend immer Älteres. Dies ist der Grund dafür, daß abgebaute alte Menschen oft keine Erinnerung mehr haben an Ereignisse der letzten Tage und Wochen, aber Ereignisse aus ihrer Zeit als junge Erwachsene oder Kinder noch sehr plastisch vor Augen haben.

6. Die kognitiven Störungen der Hirnverletzten wirken sich in der Abrufphase nicht so direkt und unbedingt störend aus wie in der Einspeicherungsphase. Der Patient mit den räumlichen Orientierungsstörungen kann einen Weg von seiner Wohnung zum Lebensmittelladen immer nocht gut erinnern.

Daß Hirnverletzte auch Abrufprobleme haben, also oft den Zugang zum Gespeicherten nicht finden, scheint eher ein Ausdruck ihrer Konzentrationsstörungen zu sein. D.h. sie suchen oft nicht systematisch nach dem gewünschten Inhalt, sie haben keine wirksame Abrufstrategie, schon weil ihnen das dazu nötige Durchhaltevermögen fehlt.

In dieses Gedächtnismodell können wir nun die diagnostischen Begriffe „posttraumatische anterograde Amnesie" und „posttraumatische retrograde Amnesie" einordnen. Zur posttraumatischen anterograden Amnesie kommt es, weil das Trauma ja immer mitten in einen Konsolidierungsprozeß fällt. Wir sind ständig damit beschäftigt, irgendetwas zu verarbeiten, mindestens das jeweils aktuell Geschehende ist in unserem Bewußtsein und wird verarbeitet. — Wenn jemand auf dem Weg von seiner Wohnung zu seinem Arbeitsplatz als Fußgänger angefahren wird und ein Hirntrauma erleidet, so hat er ja zu diesem Zeitpunkt u.a. eben genau diese Tatsache im verarbeitenden Bewußtsein, daß er jetzt zur Arbeit geht, daß vielleicht Freitag ist, und daß er am kommenden Wochenende an seinem Gartenhäuschen reparieren will. Durch das Trauma wird nun der gerade ablaufende Verarbeitungs- und Konsolidierungsprozeß vollständig unterbrochen und gelöscht. Das gerade in Verarbeitung Befindliche fällt aus dem weiteren Gedächtnisprozeß heraus und wird „vergessen". „Posttraumatische anterograde Amnesie" heißt nun, daß der Patient eben alles vergessen hat, was sich kurz vor dem Trauma ereignet hat. Deshalb kann sich fast kein Patient bewußt erinnern, wie es zum Unfall kam.

Die posttraumatische retrograde Amnesie ergibt sich daraus, daß die Filter-, Verarbeitungs- und Konsolidierungsprozesse noch Wochen nach dem Unfall, auch wenn die Bewußtlosigkeit schon längst abgeklungen ist, noch so massiv gestört sind, daß ein systematischer Gedächtnisvorgang kaum in Gang kommt. M.a.W. wird während des Durchgangssyndroms fast alles von dem wieder vergessen, was neu an Information aufgenommen wurde.

Die posttraumatische retrograde Amnesie dauert oft sehr lange, erschwert die nach längerer Bewußtlosigkeit ja immer auch vorhandenen kognitiven Störungen und erschwert vor allem auch die Therapie. Der Patient vergißt einfach immer wieder, was man in der Therapie mit ihm erarbeitet hat und wie man es erarbeitet hat.

5.16. Die Verlangsamung

Häufig laufen die kognitiven Prozesse, auch die intakten, bei Hirnverletzten verlangsamt ab. Der Patient braucht länger als früher, bis er sich eine Antwort zu einer Frage überlegt hat; auch bewegt er sich oft bedächtiger als früher (auch wenn keine motorischen Beeinträchtigungen vorliegen). Man hat oft den Eindruck erhöhter Anstrengung. Besonders im Zuge der Wiederherstellung, wenn der Patient viele kognitive Vorgänge wieder beherrscht, kann er sie nur unter sehr großer Anstrengung durchführen.

Das Symptom der „Verlangsamung" ist sehr komplex, kann ganz unterschiedliche Ursachen haben und vor allem oft mehrere Ursachen zugleich, die sich dann aufaddieren. Eine Ursache ist eben die erhöhte Anstrengung. Eine andere ist die oft hohe Ablenkbarkeit der Hirnverletzten. Sie brauchen länger als normal, um einen kognitiven Prozeß zu Ende zu führen, weil sie immer wieder durch Sinneseindrücke etc. abgelenkt werden.

Wissenschaftlich am besten untersucht ist die verzögerte Reaktionsgeschwindigkeit. Viele Hirnverletzte reagieren schon auf einfache Licht- und Tonreize langsamer als Gesunde. Man kann das prüfen mit einem Reaktionsgerät, bei dem der Patient auf Licht- und Tonreize bestimmte Knöpfe drücken muß. Im Straßenverkehr wird ja Ähnliches verlangt.

Bei komplexeren Reaktionsaufgaben wird die Verlangsamung meist noch deutlicher, der Abstand zu Hirngesunden ist dann noch größer. Komplexere Reaktionsaufgaben sind z.b. Überwachungsaufgaben: Der Patient sitzt an einem Gerät, das in kurzen, aber unregelmäßigen Abständen verschiedenfarbige Lichtsignale gibt. Immer wenn z.b. rot nach grün kommt, muß er einen bestimmten Knopf drücken, bei allen anderen Signalfolgen nicht.

Hirnverletzte sind in ihren Reaktionsleistungen nicht nur langsamer als Gesunde, sondern auch instabiler. Wenn sie frisch ausgeruht sind, können sie manchmal fast normale Reaktionsleistungen erbringen, aber schon nach einem 10minütigen Reaktionstraining kann die Leistung stark abfallen.

Eine Erklärung für diese Reaktionsverzögerungen zu finden, ist m.W. letztlich noch nicht gelungen. Man kann sich aber immerhin vorstellen, daß eine Hirnverletzung u.a. dazu führt, daß die Informationsübertragungen zwischen den Nervengruppen der Rinde teilweise Umwege machen müssen um das geschädigte Gebiet herum. Dabei müssen nicht-eingeschliffene Nervenverbindungen benutzt werden, was eine erhöhte und bewußte Anstrenung verlangen könnte. Vermutlich braucht u.a. deswegen eine Information einfach länger als vor dem Trauma, um von Punkt A nach Punkt B übertragen zu werden.

5.17. Die Aphasien

Die verschiedenen nach linkshirniger Hirnschädigung möglichen Aphasiearten sind nicht als isolierte Symptome zu betrachten, sondern mehr als Phasen eines langen Genesungsprozesses. Nach bestimmten Gesetzmäßigkeiten kann, im Laufe der Monate, die eine Aphasieart in die andere übergehen.

Auch in einem anderen Sinn sind die Aphasiearten keine isolierten Smyptome: Denn sie vermischen sich häufig; selten tritt eine Aphasieart so rein auf wie in den Lehrbüchern beschrieben. Um der Übersichtlichkeit willen ist es trotzdem sinnvoll, die verschiedenen Arten getrennt voneinander darzustellen. (Die Beschreibung der Aphasiearten hier richtet sich nach der Einteilung von *Leischner*. Es gibt auch etwas andere Einteilungen und Beschreibungen. Auf jeden Fall sollten Leser und Leserinnen, die sich ausführlicher über Aphasien informieren möchten, sich nicht mit diesem übersichtartig zusammenfassenden Kapitel begnügen, sondern eines der im Anhang genannten Aphasie-Lehrbücher heranziehen).

5.17.1. Die Totalaphasie

Im Fall schwerer Hirnschädigung beginnt die Entwicklung häufig mit der Totalaphasie. Hier sind alle Sprachbereiche schwer gestört, bzw. fast ganz ausgefallen. Der Patient spricht spontan gar nicht und versteht auch nahezu nichts. Am Anfang sind die einzigen Sprachäußerungen Automatismen, die dann für alles verwendet werden. Aus irgendeinem Grund verfügt der Patient nach dem Schlaganfall z.B. nur noch über das sprachliche Fragment „zwei Jahr'". Er benutzt es dann immer, wenn er sich äußern möchte. Fragt man ihn, wie er sich fühle, antwortet er „Zwei Jahr'". Begrüßt man ihn auf dem Flur, so gibt er ein fröhliches „Zwei Jahr'; Zwei Jahr'" zurück.

Eine Satzbildung ist dem Patienten in dieser Phase nicht möglich. Aber auch einzelne Worte zu finden, z.B. Benennungen zu vorgelegten Gegenständen, ist kaum möglich.

Die Sprachproduktion ist nicht nur aus inhaltlichen Gründen fast völlig versiegt, sondern der Patient hat auch große Mühe, ein Wort — außer eben den eingeschliffenen Automatismen — überhaupt auszusprechen. Fast jedes Wort wird mühsam und suchend gebildet — ungefähr so wie der Gesunde zum ersten Mal ein Wort einer Fremdsprache auszusprechen versucht — und mißlingt dann doch meist.

Auch Schreiben und Lesen sind bei den Totalaphasikern schwer eingeschränkt bis völlig unmöglich. Spontan schreiben und Abschreiben sind gleichermaßen betroffen. Es kann nicht zusammenhängend gelesen werden — ähnlich wir wir als Anfänger Arabisch nicht zusammenhängend lesen können würden. Allenfalls einzelne Worte werden beim Lesen erkannt, damit aber noch längst nicht deren Sinn.

Die Totalaphasie geht — wie alle Aphasiearten, s.u. — mit anderen kognitiven Störungen einher, hier mit verschiedenen Apraxien (Ideatorische, ideomotorische, konstruktive Apraxie), mit einer Akalkulie, mit der links-rechts-Verwechslung.

Die Totalaphasie kann sich als Akutstatium zeigen und dauert dann nur ein paar Tage bis Wochen, sie kann aber auch über das Akutstadium hinaus bestehen bleiben. — Bei einem Drittel der Totalaphasiker bildet sich dieses schwere Aphasiestadium zurück zum Stadium der gemischten Aphasie (s.u.). Bei den anderen zwei Dritteln bleibt monate- bis jahrelang die Symptomatik im Wesentlichen bestehen bei nur geringen Fortschritten.

5.17.2. Die gemischte Aphasie

Die gemischte Aphasie geht aus der Totalaphasie hervor. Wie der Name sagt, liegt eine Vermischung der Störungen der Sprachproduktion und des Sprachverständnisses vor. Das Symptombild ist also wie bei der Totalaphasie, nur nicht so extrem.

Auch hier ist die Spontansprache noch sehr gestört, der Patient kann sich aber schon verständlich machen durch einzelne Wörter, die er im Telegrammstil äußert. Zu einer Anwendung grammatischer Regeln ist er nicht imstande (Agrammatismus).

Auch das Sprachverständnis ist noch beeinträchtigt, dieses regeneriert aber schneller als die sprachproduktiven Störungen, so daß der Patient relativ bald einfache, situationsbezogene, aus konkreten, anschaulichen Worten gebildete Sätze wieder versteht.

Auch die schriftliche Sprachäußerung ist noch stark gestört. Während der Totalaphasiker aber noch jeden einzelnen Buchstaben verwechselt oder ihn verkehrt schreibt, liegt beim Patienten mit der gemischten Aphasie die Schwierigkeit darin, daß er auch schriftlich nicht zu einer Satzbildung kommt. Er kann nur einzelne Worte hinschreiben und diese schreibt er oft noch falsch (Paragraphien).

Im Lesevorgang wählt der Patient die ihm verständlichen konkreten Haupt- und Tätigkeitswörter aus, das andere überliest er. Er kommt so zu einem allenfalls summarischen Verständnis des Gelesenen.

Die gemischte Aphasie hat eine bessere Prognose als die Totalaphasie. Sie geht in der Mehrzahl in die motorische Aphasie über (s.u.), zu einem kleinen Teil in die amnestische (s.u.). Und es kann auch zu einem Verschwinden der Sprachstörung überhaupt kommen.

5.17.3. Die motorische Aphasie

Die motorische Aphasie tritt entweder als typische Rückbildungsform der gemischten Aphasie auf oder sie tritt direkt nach der Hirnschädigung auf.

Im Vordergrund steht die schwere Beeinträchtigung der Spontansprache. Wortfindung und Satzbildung, aber auch das Aussprechen einzelner Worte, sind erheblich gestört. Das Nachsprechen und das automatisierte Reihen-Sprechen (z.B. Zählen oder die Wochentage aufsagen) dagegen gelingen besser.

Die motorische Aphasie hat einen typischen Verlauf. Sie bildet sich in der Weise zurück, daß zuerst die konkreten Hauptwörter wieder verwendet werden können, dann einzelne Tätigkeitswörter, und zwar erst nur im Infinitiv; erst später tauchen dann Eigenschaftswörter auf, noch später Adverbien. Erst ganz zum Schluß erscheinen die Pronomina („über", „auf") und die Konjunktionen wieder („obwohl", „während").

Der motorische Aphasiker hat immer auch Schwierigkeiten mit der Aussprache. Häufig liegt hier eine Apraxie vor, die sich speziell auf die am Sprechen beteiligte Gesichtsmuskulatur bezieht (buccofaciale Apraxie). Der Patient „weiß" dann z.B. nicht, wie er die Lippen bewegen oder stellen muß, damit ein „m" ertönt. Es kommt dann zu der hier so typischen mühseligen Art zu sprechen, weil der Patient nur unter größter Anstrengung und Konzentration das gewünschte Sprechergebnis hervorbringen kann.

Die motorische Aphasie kommt in reiner Form fast nicht vor. D.h. meist bemerkt man beim Patienten auch leichte Sprachverständisstörungen, besonders für grammatisch etwas kompliziertere Sätze oder bei abstrakten Texten. Für sich lesen kann der Patient gut, das Lesesinnverständnis ist weitgehend erhalten. Beim Lautlesen dagegen treten die erwähnten apraktischen Schwierigkeiten auf.

Die motorische Aphasie hat eine gute Behandlungsprognose. Eine gewisse Sprachanstrengung bleibt aber noch monatelang bestehen. Die motorische Aphasie bildet sich nicht zu anderen Aphasieformen zurück.

5.17.4. Die sensorische Aphasie

Die sensorische Aphasie tritt meist direkt nach der Hirnschädigung auf, d.h. nur selten gehen ihr Totalaphasie oder gemischte Aphasie voraus.

Bei der sensorischen Aphasie steht die Sprachverständnisstörung im Vordergrund, gleichzeitig ist aber auch die Wortfindung, also die Benennung von Gegenständen oder Sachverhalten beeinträchtigt. Der Patient mit der sensorischen Aphasie ist in der Situation, daß er selbst gut spricht, aber wenig oder manchmal gar nichts von dem versteht, was andere sprechen und **was er selbst spricht.** Dies führt natürlich zu grotesken Kommunikationssituationen.

Eine sinnvolle Unterhaltung ist oft nicht möglich, obwohl der Patient ja flüssig spricht. Da der Patient selbst nicht oder nur teilweise versteht, was er selbst sagt, spricht er viel Unsinniges, aber eben ohne dies selbst zu erkennen. Er spricht viel, kommuniziert aber wenig. Typisch ist dabei eine gehobene Stimmungslage, die das genaue Gegenteil der angestrengten, oft verzweifelten Gefühle des motorischen Aphasikers ist, der sich ja nur schwer verständlich machen kann.

Die gehobene Stimmung kann sich bis zur Euphorie steigern in der **Jargon-Aphasie:** Hier wird nur noch unverständlicher Unsinn geredet, dies aber „flüssig", häufig mit unablässigen Wiederholungen, ohne jede selbstkritische Einschätzung, ohne „Krankheitseinsicht". Patienten mit Jargon-Aphasie haben einen unwahrscheinlichen Rededrang (Logorrhoe), trotzdem kann man kaum herausfinden, was sie meinen.

Die sensorische Aphasie ist wegen der fehlenden sprachlichen Selbstkritik schwierig zu behandeln; sie hat deswegen auch eine nicht so günstige Prognose. Man kann sie dann gut behandeln, wenn es gelingt, den Rededrang unter Kontrolle zu bekommen.

5.17.5. Die amnestische Aphasie

Die amnestische Aphasie kann ebenfalls als erstes (und einziges) Aphasiestadium auftreten, sie kann aber auch letztes oder vorletztes Glied sein, eine Art Restzustand, nach Phasen erheblicher sprachlicher Einschränkungen auf motorischem und sensorischem Gebiet. Sie ist ferner Teil **jeder** anderer Aphasieart. Alle Aphasiearten gehen, mehr oder weniger deutlich, mit Wortfindungs- und Benennungsstörungen einher.

Tritt diese Aphasieform als einzige auf, so bemerkt man sie im Alltag oft nicht. Die Patienten entwickeln schnell Umgehungs- und Vermeidungsstrategien. Fällt ihnen ein Wort nicht ein, so bauen sie eine Umschreibung so geschickt in den Sprachfluß ein, daß der Zuhörer das Zielwort gar nicht vermißt.

Nur wenn Menschen durch ihren Beruf oder weil sie noch zur Schule oder Ausbildung gehen, sprachlich besonders gefordert sind, fällt diese Spracheinschränkung auf. Auch sind sich die Patienten selber ihrer Wortfindungsstörungen oft nicht bewußt.

5.17.6. Die semantische Aphasie

Die semantische Aphasie kann nach allen Aphasiearten zurückbleiben, bzw. sie ist Teil aller Aphasiearten (evtl. außer der anmestischen). Komm sie isoliert vor, so fällt sie ebenfalls im Alltag kaum auf. Hier handelt es sich darum, daß abstrakte Begriffe und Gedankengänge, wenn sie losgelöst von einer konkreten Situation aufgenommen werden, nicht verstanden und nicht verwendet werden können. Für Akademiker z.B., die viel mit abstrakten Texten zu tun haben, kann das Berufsunfähigkeit bedeuten.

Bis hier wurden die Aphasieformen so skizziert, wie sie bei Erwachsenen auftreten. Bei Kindern kann man von Aphasie erst sprechen nach Ausbildung der normal entwickelten Sprache, also etwa nach dem 3. Lebensjahr.

Das Symptombild ist bei Kindern etwas anders, insofern bei ihnen fast immer die Sprachproduktion gestört ist bis zum völligen Versiegen der Spontansprache. Die Sprachstörungen bilden sich hier aber rascher zurück und haben eine bessere Behandlungsprognose als bei Erwachsenen. Dies dürfte damit zusammenhängen, daß die Hemisphärenlateralisierung noch nicht voll ausgeprägt ist. Hier kann, bis zur Pubertät, die rechte Hemisphäre tatsächlich noch Sprachfunktionen übernehmen.

Vermutlich hängt es ebenfalls mit der stärkeren Einbeziehung der rechten Hemisphäre in den Sprachprozeß zusammen, daß die sensorische Aphasie bei Kindern gar nicht vorkommt, entsprechend auch die Jargon-Aphasie nicht mit der typischen inhaltsleeren Logorrhoe. — Andererseits haben die Totalaphasie, die gemischte Aphasie und die motorische Aphasie, wenn sie bei Kindern auftreten, natürlich auch sensorische Anteile. Nach meiner Erfahrung ist gerade die gemischte Aphasie mit erheblichen Sprachverständnisstörungen bei Kindern sehr häufig.

Nun ist die Aphasie nicht einfach eine isolierte Sprachstörung. Vielmehr ist sie Teil einer umfassenderen kognitiven Störung — und zwar einer Störung des in diesem Buch bereits beschriebenen detail- und sequenzanalytischen Informationsverarbeitungsprozesses.

Aphasiker zeigen immer auch auf nicht-sprachlichem Gebiet z.B. eine erhebliche Differenzierungsschwäche, sowohl im akustischen wie im visuellen Bereich. So ist etwa die häufig mit der Aphasie einhergehende ideatorische Apraxie eine sequenzanalytische Störung: Der Patient kann die einzelnen Handlungsglieder nicht in der richtigen Reihenfolge konzipieren.

Die Aphasien lassen sich geradezu als Spezialfall einer detail- und sequenzanaly-tischen Grundstörung darstellen, was hier aber nicht im Einzelnen durchgeführt werden kann. Es sei nur darauf hingewiesen, daß das ganze Regelwerk der Grammatik ein sequentielles ist. Grammatik schreibt ja vor, **in welcher Reihen-folge** die einzelnen Wortarten innerhalb eines Satzes zusammengefügt werden müssen. Und bis hin zum Verstehen oder Schreiben eines einzelnen Wortes er-fordert Sprache das Differenzieren eines (akustischen) Ganzen in seine Einzelhei-ten (Buchstaben oder Laute), wobei der Sinn eben erst aus der Reihenfolge dieser Einzelheiten erkannt werden kann.

Zusätzlich ist bei Aphasikern auch das „innere Sprechen" gestört. Der gewöhnlich als „Denken" bezeichnete Vorgang basiert ja großen Teils auf sprachlichen Vor-gängen, wenngleich er sich darin nicht erschöpft. Schwierigkeiten des Patienten mit der Grammatik müssen auch seine Denkvorgänge beeinflussen in Richtung auf einen Verlust des Systematischen. Das bildhaft-assoziative Denken tritt in den Vordergrund, das dann wieder den Umgang mit komplexerem sprachlichen Mate-rial sehr erschwert. — Aphasiker sind nicht „dumm", im Gegenteil können sie z.B. im sozialen Bereich äußerst feinfühlig und ausdrucksstark werden — aber be-stimmte logisch-begrifflich Denkoperationen mißlingen ihnen oder gelingen nur unter größter Anstrengung.

Aphasie ist eine Kommunikationsstörung, nicht nur eine linguistische Störung. Der Patient und seine Umgebung können nicht mehr uneingeschränkt sich mit-einander austauschen und der Patient kann mit sich selbst nicht mehr frei kom-munizieren.

Andererseits ist die Kommunikation ja nicht als Ganzes gestört. Aphasiker kön-nen im nicht-sprachlichen Bereich sogar bewußter und differenzierter kommuni-zieren als Gesunde. Sie können eine außerordentliche Sensibilität entwickeln für Atmosphärisches, Gefühlsmäßiges. Hier werden rechtshirnige Prozesse einge-setzt in einem Ausmaß, wie es in unserer Kultur gar nicht mehr üblich ist.

Die Patienten können sowohl das Wesen ihres Gegenübers, z.B. ihres Therapeu-ten, sehr fein erfassen als auch dessen aktuelle Gestimmtheit. Die Tragik liegt darin, daß sie dies sprachlich nicht mitteilen können und daß sie mit ihren feinen Beobachtungen, ihrem sensiblen Situationsverständnis oft isoliert bleiben. Dies und die täglich erneuerte Erfahrung, sich sprachlich nicht richtig mitteilen zu kön-nen, führt zu der für Aphasiker (außer für sensorische Aphasiker) typischen ge-drückten Stimmungslage. Die Patienten sind mehr noch als andere auf Erfolgser-lebnisse angewiesen. Sie haben übrigens auch ein feines Gespür für Ehrlichkeit und Wahrhaftigkeit. Der Therapeut, der einen Aphasiker etwa übertrieben lobt oder ihn durch eine aufgesetzte Fröhlichkeit anstecken möchte, verscherzt sich die Möglichkeit, durch eine offene und ehrliche Grundhaltung den Aphasiker menschlich zu stützen. Nur auf dieser Grundlage kann der Aphasiker die Kraft ge-winnen, an seiner Kommunikationsbehinderung ständig weiterzuarbeiten.

Zur Prognose der Aphasien seien noch folgende Faustregeln erwähnt. Sie begründen sich aus dem im Rahmen des Themas „funktionale Hemisphärenasymmetrie" dargestellten.

1. Frauen haben eine bessere Aphasieprognose als Männer.
2. Linkshänder und Beidhänder haben eine bessere Aphasieprognose als Rechtshänder.
3. Kinder zwischen dem 3. Lebensjahr und der Pubertät haben eine bessere Aphasieprognose als Erwachsene.

Dies sind Faustregeln und Durchschnittswerte. Sie dürfen den Umgang mit dem konkreten einzelnen Menschen, der Aphasiker ist, nicht negativ beeinflussen.

6. Grundlinien der Behandlung neuropsychologischer Störungen

6.1. Wann beginnt man zu behandeln?

Wann beginnen wir mit der Behandlung neuropsychologischer Störungen? — Die Antwort heißt sozusagen „gestern". Sobald die akut-medizinische Versorgung in den Hintergrund tritt, kann eine Therapie einsetzen, und zwar schon dann, wenn der Patient noch gar nicht bei vollem Bewußtsein ist. In diesem Frühstadium wird man — mit Hilfe der Angehörigen — alles daransetzen, den Patienten anzusprechen, ihn zu erreichen durch verschiedene Arten von Zuwendung und Stimulation. Man muß das bei jedem Patienten ausprobieren, womit man ihn am besten erreicht (vgl. hierzu das zu 4.3.1. über das Dornröschen-Syndrom dargestellte).

Wenn der Patient bei Bewußtsein ist und nicht mehr auf der Intensivstation liegt, wird man — entsprechend dem Verlaufsmodell in Kapitel 4 — nicht gleich einzelne gestörte Bereiche behandeln, sondern man wird ihn allgemein aktivieren und ihm erste Strukturierungshilfen geben für die Orientierung im Alltag. Schwer desorientierte Patienten brauchen einen rhythmischen, voll durchstrukturierten Tagesablauf, der immer gleich ist. Der Patient soll beim Frühstück immer am gleichen Platz sitzen, immer gleich aussehende Handtücher haben, immer den gleichen Weg von seinem Zimmer zum Behandlungsraum gebracht werden, etc.

Man wird eine Art Tagebuch für den Patienten oder mit ihm schreiben, das natürlich ganz im Äußerlichen bleibt und dem Patienten nur als Gedächtnis- und Strukturierungshilfe dienen soll. In dem Tagebuch steht z.B., daß er heute nach dem Frühstück eine krankengymnastische Behandlung hatte, in der hauptsächlich das Abstützen beim Aufstehen geübt wurde; daß er danach auf der Terrasse eine Zigarette geraucht hat; daß heute ein Brief seiner Mutter kam; daß ihm in der Ergotherapie gezeigt wurde, wie er mit einer Hand ein Brot schmieren kann, usw. — Am Abend bzw. vor Dienstschluß muß ein Therapeut die Ereignisse des Tages mit dem Patienten anhand dieses Tagebuchs durchgehen.

Räumlich desorientierten Patienten werden Orientierungshilfen gegeben. Z.B. bekommt die Tür zu ihrem Zimmer einen großen roten Punkt, ebenso ihr Handtuch im Gruppenwaschraum, etc.

Diese praktischen Alltagsdinge haben also Vorrang. Andererseits wird der Therapeut so bald wie möglich diagnostisch und durch sorgfältige Beobachtung herauszufinden versuchen, welches die kritischen kognitiven Bereiche bei diesen Patienten sind. Eine eigentliche neuropsychologische Diagnostik ist aber oft erst gegen Ende des Durchgangssyndroms möglich.

Sobald man sie erkannt hat, wird man die den Symptomen zugrundeliegende Verarbeitungsstörung behandeln. Man wird nicht auf eine Spontanerholung warten, auch wenn dies bei einzelnen Symptombereichen statistisch durchaus möglich ist. Erstens kann man im Einzelfall nicht sicher sein, ob sich ein bestimmtes Symptom von alleine zurückbilden würde; zweitens liegt bei Symptomen mit Spontanremissionsneigung der Sinn der Therapie darin, diese zu beschleunigen. Therapie ist also **immer** gerechtfertigt.

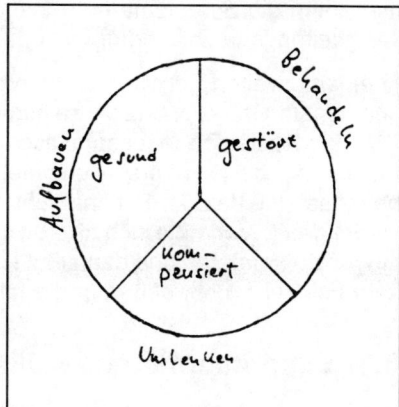

Abb. 45

Bekommt man einen Patienten, wie in neurologischen Rehabilitationskliniken üblich, erst nach Ablauf des Durchgangssyndroms, so wird man natürlich gleich mit einer sorgfältigen Diagnostik einsetzen und auch sogleich behandeln.

6.2. Was behandelt man?

Die Frage ist nicht so exotisch, wie sie klingt. Machen wir uns klar, woraus ein Symptom besteht. Es ist eine Resultante aus der Wechselwirkung folgender Faktoren (Abb. 45): Das Symptom besteht zu einem Teil aus dem gestörten Informationsverarbeitungsprozeß, der sich in einem bestimmten Bereich, der eben hier interessiert, durchsetzt. Zweitens besteht das Symptom aus Strategien, die aus dem Versuch entstanden sind, den gestörten Anteil zu kompensieren. Und drittens enthält fast jedes Symptom auch gesunde Elemente.

Ein Beispiel: In der Ankleideapraxie eines Linkshirngeschädigten können wir den gestörten Anteil darin sehen, daß der Patient die Reihenfolge nicht organisieren kann, in der er die Kleidungsstücke anziehen müßte. Einen Kompensationsversuch können wir darin sehen, daß er abends die Kleider in der Reihenfolge über den Stuhl legt, wie er sie auszieht, um sie am nächsten Tag in umgekehrter Reihenfolge wieder anziehen zu können. Und einen gesunden Anteil können wir darin sehen, daß er das einzelne Kleidungsstück ohne Probleme anziehen kann.

Ein Symptom ist m.a.W. eine Kombination aus Ausfall bzw. Störung und Restitutionsversuch mit Hilfe gesunder Funktionselemente. Daraus folgt, daß es nicht angebracht ist, pauschal „das Symptom" zu behandeln. Schließlich braucht man die gesunden Anteile nicht wegzubehandeln. Im Gegenteil bauen wir auf den gesunden Anteilen auf. **Gegenstand der Behandlung ist zunächst der gestörte Informationsverarbeitungsprozeß,** der ja über dieses Symptom weit hinausgeht. Kein Hirnverletzter hat nur **ein** neuropsychologisches Symptom. Sondern man kann die Symptome eben danach zusammenfassen, welche Informationsverarbeitungsprozeßstörung sich darin ausdrückt.

In einem zweiten Schritt kann man dann auch die speziell gestörten und aus irgendeinem Grund praktisch wichtigen Lebensbereiche sich vornehmen. Da also z.B. das Ankleiden lebenspraktisch sehr wichtig ist, wird man es auch speziell trainieren. Aber eben erst, wenn die zugrunde liegende kognitive Störung so weit behandelt ist, daß der Patient nicht mehr automatisch auf die falschen Prozesse zurückgreift. Man hüte sich also davor, **zuerst** bestimmte lebenspraktische Handlungen zu trainieren und dann erst kognitiv zu behandeln. Die Gefahr wäre in diesem Fall sehr groß, daß man die falschen Prozesse einschleift.

6.3. Experimentierende Diagnostik

Eine qualitative experimentierende Diagnostik, eine genaue Störungsanalyse ist Voraussetzung der Therapie: Welche Prozesse sind an der gestörten Leistung beteiligt? Welche Informationsverarbeitungsprozesse sind gestört? Welche Prozesse fehlen? Welche kognitiven Prozesse funktionieren gut? In welchen Situationen tritt die Störung auf? Oder tritt sie immer auf? Oder nur, wenn der Patient müde ist? usw.

Qualitativ-experimentierende Diagnostik heißt, daß wir nicht nur fragen „Was ist gestört?", sondern vor allem „Wie ist etwas gestört?" Nur aus dieser Art Diagnostik kann man ein Behandlungskonzept ableiten. Eine quantitative, nur messende Diagnostik, die nur feststellen kann, ob eine Leistung gestört ist oder nicht, bzw. in welchem Ausmaß sie gestört ist, ist nicht behandlungsrelevant.

Für eine experimentierende Diagnostik ist neuropsychologisches Grundlagenwissen Voraussetzung. Der Therapeut sollte eine Modellvorstellung haben von den neuropsychologischen Vorgängen.

6.4. Welche Erwartungen sind realistisch?

Was kann der Therapeut vom Patienten erwarten? Er kann nicht immer erwarten, daß der Patient von vorneherein zur Behandlung motiviert ist. Vor allem bei schweren und akuten Hirnschäden, bei diffusem Hirnabbau und teilweise bei Rechtshirngeschädigten fehlt häufig die „Krankheitseinsicht". Der Patient kann oder will nicht einsehen, was ihm fehlt. Hier hilft nur eine behutsame Beharrlichkeit seitens des Therapeuten/der Therapeutin, die sowohl immer wieder die Probleme aufzeigt wie auch die Heilungs- oder Wiedererlangungsmöglichkeiten.

Es ist nicht zu erwarten, daß in der Therapiestunde erreichte Erfolge auch gleich außerhalb der Therapie sichtbar sind. Was der Patient in der hochstrukturierten, eindeutigen und konzentrierten Therapiesituation an kognitiven Leistungen sich wieder erworben hat, kann er noch lange nicht auf die für ihn unübersichtliche, unstrukturierte, konzentrationsbehindernde Alltagssituation auf Station übertragen. Die situativen Bedingungen in der Therapiestunde — zwei-Personen-Situation, klare Aufgabenfestlegung, klare Handlungsanweisung, möglichst wenig ablenkende Reize, Ruhe — sind für den Neuaufbau einer kognitiven Leistung förderlich. Die situativen Bedingungen des stationären Alltags sind aber hinderlich. Schon wegen ihrer Unübersichtlichkeit bedeuten sie für den Patienten Streß. Streß — sei es zeitlicher, emotionaler oder autoritativer Streß — führt aber bei Hirnverletzten unweigerlich zur Leistungsregression: Sie fallen zurück auf niedriger organisierte Leistungsniveaus.

Auch der Patient selbst muß darauf vorbereitet werden, daß auf Station manches nicht so klappt, wie er es in der Therapie wieder gelernt hat. Er muß auf die „Sonntagsenttäuschung" vorbereitet sein. Wenn am Sonntag die Angehörigen kommen und der Patient stolz zeigen möchte, was er alles wieder kann, dann beinhaltet die Situation für ihn so hohen emotionalen Streß, daß das meistens nicht gelingt und er statt Anerkennung und Lob nur peinliches, höflich-erstarrtes Lächeln erntet.

Was die Regressionsneigung bei Belastung, aber auch was das mögliche Therapietempo betrifft, so sind diese Dinge abhängig von der Dauer der Bewußtlosigkeit, aber z.B. auch vom prämorbiden kognitiven Niveau. Je länger die Bewußtlosigkeit nach dem Schädigungsereignis gedauert hat, umso anfälliger für Belastung ist der Patient. Und teilweise ist schon die Therapie selbst eine Belastung.

6.5. Das Dosierungsprinzip

Dies führt zum Dosierungsprinzip: Bei schwer geschädigten Patienten (also nach langer Bewußlosigkeit) hat es keinen Sinn, länger als 15 Minuten Therapie zu machen. Lieber verteilt man die Therapie in der Weise, daß man z.B. am Vormittag und am frühen Nachmittag je 15 Minuten ansetzt. — Auch später sollte die Therapiestunde selten länger als 30 Minuten dauern. Eine gut vorbereitete, konzentriert durchgeführte halbe Stunde Therapie bewirkt mehr als eine volle Therapiestunde, die sich endlos hinschleppt.

6.6. Die Auswahl des Therapiematerials

Das Therapiematerial wird so gewählt, daß man die damit durchgeführten Übungen und Aufgaben in ihrer Komplexität stetig steigern und sie immer wieder variieren kann. Denn Hirnverletzte brauchen genau dies: Eine Kombination aus Vertrautheit mit der (Aufgaben-)Situation und wohldosierter Anforderungserhöhung.

Ständig neues Übungsmaterial und ständig ganz neue Aufgabenarten würden den Patienten sehr verwirren. Allgemeines Ziel der neuropsychologischen Therapie ist es ja, an die Patienten von außen die Strukturierung wieder heranzubringen, die sie von sich selbst aus nicht aufbringen können. Streß, aber auch ständiger Wechsel, Reizüberflutung, auch übrigens emotionale Vorgänge, können destrukturierend wirken und damit antitherapeutisch. — Antitherapeutisch ist aber auch das Festhalten von einmal Eingeschliffenem. Die Patienten neigen sehr dazu, einmal gefundene oder wieder aufgebaute Lösungen oder Verhaltensweisen immer wieder einzusetzen, auch da, wo sie nicht hingehören. — Hinter dieser Perseverationsneigung wirkt die eben durchaus richtige Selbstwahrnehmung, daß der Patient kognitive Stabilität braucht. Kurzschlüssig ist es dagegen, die Stabilität durch einfache Wiederholung herbeiführen zu wollen.

6.7. Wie strukturiert man die Aufgabensituation?

Zur Strukturiertheit der Therapiesituation gehört eine klare Aufgabenstellung, eine Begründung, warum gerade diese Übung gewählt wurde, eine Festlegung der zur Verfügung stehenden Zeit, klare Erfolgskriterien — der Patient muß vorher genau wissen, wann er die Aufgabe als gelöst betrachten kann —, Ausschalten von ablenkenden Reizen — auf dem Tisch liegt nur das Aufgabenmaterial, nicht aber der Terminkalender der Therapeutin o.ä.

Eine Aufgabe wie „Zeichnen Sie ein Haus" bei einem Patienten mit konstruktiver Apraxie, ist sinnlos. In der Aufgabenstellung muß festgelegt sein, welche Beurteilungskriterien vorliegen. Ist das nicht der Fall, so kann der Patient, dem die „Krankheitseinsicht" fehlt, nahezu jeden beliebigen Versuch als Lösung ansehen. Schlimmstenfalls kommt es dann zum Streit mit dem Patienten, ob er nun die Aufgabe gelöst hat oder nicht. — Wie man hochstrukturierend eine solche Aufgabe stellen und durchführen kann, wird im nächsten Kapitel vorgeschlagen.

Zum Strukturieren der Aufgabensituation gehört auch das Prinzip des unmittelbaren feedback. Im Vollzug seiner Lösungsversuche muß der Patient sofort Rückmeldung bekommen, ob sie richtig sind oder nicht, und in beiden Fällen muß das kurz begründet werden. — Möglichst nach jedem Lösungsschritt, ferner wenn die Aufgabe als Ganzes gelöst ist oder sonst nach einem vorher festgelegten Kriterium beendet ist, beurteilt der Therapeut die Aktivitäten des Patienten sachlich. Ferner faß er am Ende der Therapiestunde die Stunde zusammen und beurteilt dabei nochmals die Leistungen des Patienten sachlich.

Ausrufe wie „Toll", „Spitze", „Klasse" kann man sich schenken. Bei Patienten mit Krankheitseinsicht sind solche pseudoemotionalen Ausbrüche respektlos und zynisch, weil der Patient sehr wohl weiß, daß er nicht „spitze" war. Bei Patienten ohne Krankheitseinsicht verstärken solche Unehrlichkeiten seitens des Therapeuten noch die Abwehr des Patienten gegen die Einsicht der eigenen Leistungsdefizite.

Das **unmittelbare** feedback ist wichtig, da der Patient beim feedback, das erst am Ende der Stunde gegeben wird, oft schon die entscheidenden Lösungsschritte vergessen hat, auf die die Rückmeldung sich bezieht.

Man wird dem Patienten auch in der Weise ab und zu Rückmeldung geben, daß man ihm, wenn er einige Fortschritte gemacht hat, seine anfänglichen Produktionen zeigt. Hier handelt es sich um ein motivierendes feedback, das auch wichtig ist.

Das unmittelbare feedback, das während der Stunden ständig gegeben wird, ist dagegen ein informatorisches. Der Patient soll daraus entnehmen können, **warum** etwas falsch oder richtig war.

7. Behandlungsstrategien

7.1. Die Behandlung der Raumrekonstruktionsstörung bei Rechtshirngeschädigten

Die Schwierigkeit der Rechtshirngeschädigten liegt ja darin, daß sie aus vorgegebenen Einzel- oder fragmentarischen Informationen keine Ganzheit rekonstruieren können. Folglich wäre es unsinnig, solchen Patienten Aufgaben zu stellen, wo sie aus Einzelteilen ein Ganzes zusammensetzen müssen. Würde man z.b. einige Bausteine oder Bauklötze vor dem Patienten auslegen und ihn auffordern, daraus ein Haus zu bauen, so würde die Ausführung dieser Aufgabe genau das voraussetzen, was man ja erst erüben will, nämlich eben die Fähigkeit, aus Einzelteilen ein Ganzes zu machen.

Wir gehen deshalb andersherum vor. Wir geben dem Patienten das fertige Ergebnis vor, eine Ganzheit, und zergliedern nun diese mit dem Patienten in räumlicher Hinsicht. **Die räumliche Gliederung einer Ganzheit** ist die Behandlungsstrategie für die Raumrekonstruktionsstörung der Rechtshirngeschädigten.

Übungsbeispiel 1

Z.B. werden wir die erwähnte Hausbau-Übung so gestalten:
Der Therapeut/die Therapeutin baut — zunächst vor der Therapiestunde — aus Legosteinen o.ä. ein Haus. Nun wird dem Patienten die Aufgabe so gestellt, daß das Erfolgskriterium klar ersichtlich ist: „Die Familie, die in diesem Haus wohnt, hat inzwischen große Kinder, die ein eigenes Zimmer wollen. Die Familie hat sich deshalb entschlossen, unterm Dach noch auszubauen. Das Dach soll höher gesetzt werden, damit noch Zimmer darunter Platz finden können. — Wie können wir das tun?" — Patient und Therapeut kommen nun in ein (vom Therapeuten gesteuertes) Gespräch über die Aufgabe und wie man sie lösen kann.

Man erarbeitet zunächst **sprachlich** die ersten Schritte. Das heißt hier: Abtragung des Daches. Je nach Störungsgrad des Patienten führt der Therapeut das dann alleine durch oder läßt den Patienten konkret mitmachen. — Ist das Dach abgetragen, so wird man besprechen, was das nächste ist: Die Außenmauern müssen erhöht werden. Dabei müssen Fenster gesetzt werden, deren Plazierung mit den schon vorhandenen Fenstern übereinstimmt. Dann wird der Therapeut eine Mauererhöhung durchführen, dann der Patient usw.

Sinn solcher Aufgaben ist es, den Patienten in einen Raumgliederungsvorgang hineinzubringen, aus dem heraus er einen neuen Zugang findet zum Raumaufbau.

Bei solchen Raumgliederungsaufgaben für Rechtshirngeschädigte stützen wir uns auf die analytischen Fähigkeiten der linken Hemisphäre. Über diese gesund gebliebenen Anteile reorganisieren wir die raumrekonstruktiven, räumlich integrativen Leistungen.

Übungsbeispiel 2

Den Zusammenhang von zunehmender räumlicher Aufgliederung und daraus sich ergebender räumlicher Ganzheit führen wir dem Patienten mit Aufgaben folgenden Typs vor Augen: Aus einer Knet- oder Tonkugel entwickeln wir einen Würfel — nicht durch Kneten, sondern durch Zerschneiden. Anhand eines Messers schneiden wir 6 mal eine Kugelkuppe von der Kugel ab, bis ein Würfel entstanden ist. — Hier sind wir durch Gliederung zu einer räumlichen Ganzheit gekommen. Wir besprechen das mit dem Patienten. Wir lassen es ihn nachmachen.

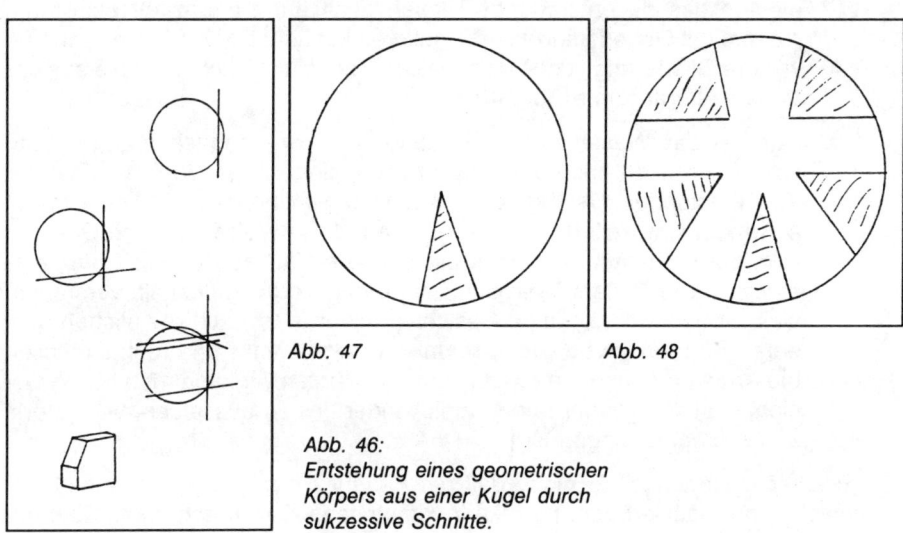

Abb. 47   *Abb. 48*

Abb. 46:
Entstehung eines geometrischen
Körpers aus einer Kugel durch
sukzessive Schnitte.

Aus diesem Grundmuster kann man dann viele verschiedene Übungen entwickeln. Man kann z.B. unregelmäßige geometrische Körper vorgeben, gezeichnet oder als Pappkartonmodell, und zunächst fragen, wieviel Flächen dieser Körper habe (Beispiel Abb. S. 33 2. Buch). Der Rechtshirngeschädigte wird unsystematisch draufloszählen und zur falschen Zahl kommen. — Wir zeigen ihm nun, wie man durch Gliederung einer Kugel zu dem verlangten unregelmäßigen Körper kommen kann — nämlich ebenfalls wieder durch „analytische Schnitte" (siehe Abb. 46). Man kann, wenn der Patient diesen Übungstyp schon kennt, ihn auch einige Schnitte ausführen lassen. Es ist wichtig, daß der Patient in das Erlebnis des Zerlegens, Zerschneidens hineinkommt, daß er den Zergliederungsvorgang nicht nur intellektuell versteht, sondern ihn erlebt. — Nun zeigt man dem Patienten, daß sich die Ausgangsfrage nach der Zahl der Flächen beantwortet durch die Zahl der Gliederungsschnitte. Der Körper hat soviele Flächen, wie oft man schneiden muß.

Zum Gleichen Übungstyp gehören Übungen in der Art: Wir gehen von einer noch feuchten Tonscheibe aus und wollen mit dem Patienten zusammen daraus schematisch den menschlichen Körper entwickeln. Kriterien des Gliederungsvorganges sind dabei funktionale Gesichtspunkte: Könnte die Scheibe sich vorwärts bewegen? Sie kann es nicht, nicht aus eigener Kraft, weil sie in sich nicht gegliedert ist. Wir nehmen deshalb eine erste Gliederung vor, indem wir an einer Stelle ein Stück wie ein Kuchenstück herausschneiden. (Abb. 47) Nun hat das Gebilde schon Beine und kann gehen. Wir demonstrieren das dem Patienten. Weiter möchte das da entstehende Wesen auch auf die Umwelt einwirken, möchte mit Gegenständen manipulieren können. Dafür nehmen wir eine weitere Gliederung vor. Wir schneiden nochmal 4 Kuchenstücke aus der Scheibe heraus, wie Abb. 48 zeigt.

Nun hat das Wesen Arme, mit denen es etwas anpacken kann. (Man kann dann auch noch die Finger herausgliedern.) — Von selbst ist der Kopf entstanden. Den brauchen wir, da er nicht handelnd auf die Umwelt einwirkt, nicht weiter zu gliedern. — Auf diese Weise ist durch Gliedern statt durch Zusammensetzen ein erstes einfaches Körperschema entstanden. Der Patient kann den Gliederungsvorgang deshalb verstehen, weil wir nach funktionalen Gesichtspunkten statt nach räumlichen gliedern. (Würden wir so gliedern, daß wir sagen, links und rechts müssen die Arme dran, unten die Beine etc., so würden wir nach räumlichen Gesichtspunkten gliedern und damit wieder das voraussetzen, was ja erst Ziel solcher Übungen ist.)

Ziel solcher Übungen ist es nicht, daß der Patient ein möglichst schönes Menschenschema produziert oder perfekte geometrische Körper entwickelt. **Ziel ist, daß er den jeweiligen Entstehungsvorgang versteht,** daß er das Prinzip der räumlichen Gliederung erfaßt.

Übungsbeispiel 3

Hat der Patient solche einfachen Gliederungsvorgänge verstanden, so kann man ihn darin ein allgemeines Entwicklungsprinzip erkennen lassen. Man nehme z.B. Bilder der Embryonalentwicklung und demonstriere dem Patienten — vielleicht wieder unterstützt dadurch, daß man den Vorgang an einem Tonklumpen nachvollzieht —, wie hier aus einem ungegliederten Ganzen nach und nach sich ein Mensch durch **fortschreitende Gliederung** heraus entwickelt.

Ebenso kann man Beispiele aus der Botanik nehmen und z.B. das Aufblühen aus einer Knospe oder überhaupt die Pflanzenentwicklung als fortschreitenden Gliederungsvorgang aufzeigen. Durch solche und ähnliche Beispiele wird man die Aufmerksamkeit des Patienten darauf lenken, das die Natur nie durch Zusammensetzen etwas entstehen läßt, sondern durch gliedern.

Erst in einem späteren Schritt der Therapie wird man dann auch den umgekehrten Vorgang anregen — aus den Gliederungsteilen ein Ganzes zu rekonstruieren.

Übungsbeispiel 4

Im einfachsten Fall — als Übergang von dem ersten, zergliedernden Übungstyp zu diesem zweiten, integrierenden — zeichnet der Therapeut ein Quadrat, radiert dann vor den Augen des Patienten den mittleren Teil der Seiten aus. Nun bespricht er mit dem Patienten, daß das Quadrat ja wieder dadurch entsteht, daß man die übriggebliebenen Teile, die rechten Winkel, miteinander auf direktestem Weg verbindet. Evtl. macht der Therapeut das vor, oder der Patient versteht es gleich und vollzieht es selbst.dann wird man etwas differenziertere räumliche Formen in der gleichen Weise bearbeiten — Ellipse, Raute, Trapez.

Schließlich gibt man nur noch Fragmente vor. Das werden zunächst die Winkel oder andere markante Teile sein. Erst für sehr fortgeschrittene Patienten kann man dann weniger markante Teile vorgeben, die Seitenlinien z.B., so daß die markanten Teile ergänzt werden müssen.

Übungsbeispiel 5

Hat der Patient dieses Ineinandergehen von Zergliedern und Rekonstruieren erfaßt, so legen wir ihm Aufgaben vor, bei denen aus fragmentarisch gezeichneten Gegenständen ein Ganzes rekonstruiert werden muß. Diese Übung wird zunächst aber wieder andersherum aufgebaut. Nehmen wir z.B. eine große Zeichnung eines Stuhls (DIN A 4-Format). Wir zeigen dem Patienten zunächst die ganze Zeichnung. Dann legen wir immer mehr Pappstreifen darüber und lassen zwischen den Pappstreifen aber Zwischenräume, so daß eben nur noch Fragmente des Stuhls erkennbar sind. Indem wir dann wieder einige Pappstreifen wegnehmen (das kann auch der Patient tun), lassen wir den ganzen Stuhl wieder entstehen. Hat der Patient das verstanden, so kann man ein richtiges Ratespiel daraus machen.

Jetzt erhält der Patient zuerst nur die durch Pappstreifen fragmentierte Zeichnung, z.B. eines Tisches, eines Autos. Man kann das nun zum Sport machen: Wieviel Pappstreifen müssen abgenommen werden, bis der Gegenstand erkannt ist?

Wenn dem Patienten der Übergang nicht gelingt von der einfachen Übungsstufe — Fragmentieren und Rekonstruieren von geometrischen Formen — zur schwierigeren — Rekonstruieren von Gegenständen —, so führt man den Übergang zeichnend durch. Der Therapeut radiert dann wieder aus fertig gezeichneten Gegenständen Teile heraus, die der Patient dann wieder einzeichnen soll.

Übungsbeispiel 6

Als Raumgliederungsaufgabe auf schwierigerem Niveau entwickeln wir zusammen mit dem Patienten den Grundriß einer (fiktiven) Wohnung. Der Therapeut gibt den Außenumriß an und zeichnet, im Sinne des Prinzips der Raumgliederung, alle Zimmer selbst ein. Nun wird mit dem Patienten zusammen die Wohnung umgebaut — z.b. soll ein zweites Bad eingebaut und die Diele dafür verkürzt werden. Wir besprechen mit dem Patienten, welche Grundmauern sich verändern müssen und wie. Die neuen Grundmauern werden dann vom Therapeuten eingezeichnet. Erst wenn der Patient das Prinzip vollständig verstanden hat, kann er selbst die neuen Grundmauern einzeichnen.

Hat der Patient dieses Umbauprinzip durchschaut, so geht man eine Schwierigkeitsstufe höher. Jetzt gibt der Therapeut wieder einen Außenumriß vor, ferner die Lage der Wohnung: Er bezeichnet, wo der Garten ist, wo der Eingang, wo andere Häuser angebaut sind, wo die Straße ist. Es ist übrigens sinnvoll, diese Umstände an die entsprechende Stelle **zu schreiben** statt sie einzuzeichnen. Würde man sie einzeichnen, so würde man die Ausgangsstufe dieser Übung unnötig verkomplizieren.

Man gibt dann noch vor, daß in der Wohnung eine Familie mit zwei Kindern leben soll. Welche Zimmer braucht man also und wie sind sie sinnvoll zu plazieren? Die Kinderzimmer sollten vielleicht nicht direkt neben dem Wohnzimmer sein. Küche und Bad können zur lauteren Seite hin gelegt werden. Ein kleines Arbeitszimmer — die Frau arbeitet vielleicht zu Hause nebenher in einem kunsthandwerklichen Beruf — braucht viel Licht. — Das zeichnen wir also schrittweise ein.

Die Vorgehensweise ist die gleiche wie bei den einfacheren Übungen: Man gliedert das vorgegebene Ganze — hier den Außenumriß — fortschreitend nach funktionalen Gesichtspunkten auf. Dem Patienten muß das räumliche Aufteilen nach funktionalen Gesichtspunkten einsichtig werden. — Zum Schluß wird man festlegen, wie die Türen sinnvollerweise gesetzt werden sollten und die Fenster.

Wenn der Patient das beherrscht, kann man — aber das ist schon das Ende der Therapie — aus Legosteinen o.ä. mit dem Patienten zusammen ein in sich gegliedertes Haus aufbauen. Man wird auch hier die räumliche Innengliederung nach funktionalen Gesichtspunkten vornehmen. Es ist eine schwierige Übung, die langsam aufgebaut werden muß und sich über mehrere Therapiestunden hinzieht.

Es empfiehlt sich, diese Übungen größtenteils einzeln mit dem Patienten zusammen durchzuführen. Da die Sprache ja ein wichtiges Vehikel ist und die sprachliche Begleitung ganz auf die individuellen Schwierigkeiten des Patienten sich einstellen muß, ist es für die jeweils anderen gerade nicht angesprochenen Patienten verwirrend. Die Sprache wird bei solchen Übungen in ihrer strukturierenden Funktion eingesetzt — dies kann nicht für eine Gruppe als Ganzes geschehen.

Auch wegen des Prinzips der unmittelbaren Rückmeldung empfiehlt sich Einzeltherapie: Da jeder Patient an einer anderen Stelle Schwierigkeiten hat, kann man schon deswegen kaum zur Gruppe als Ganzes sprechen. Konzentrationsschwache Patienten fallen dann aus der Aufgabe heraus, wenn sie nicht ständig persönlich angesprochen sind.

Man wird alle diese Übungen ohne Zeitdruck durchführen. Viele rechtshirngeschädigte Patienten neigen zu oberflächlicher, flüchtiger Vorgehensweise, weil sie die Konfrontation mit den eigenen kognitiven Schwierigkeiten vermeiden wollen. Das ist menschlich verständlich, aber nicht hilfreich. — Droht ein Patient die Bereitschaft, sich behandeln zu lassen, zu verlieren, weil die genaue Festlegung seiner Schwierigkeiten für ihn zu schmerzlich ist, so wird man Übungen einbauen, die er gut kann. Insbesondere sollte man darauf achten, daß die Therapiestunde mit einem positiven Erlebnis aufhört.

Viele Rechtshirngeschädigte denken, sie könnten ihre Schwierigkeiten umgehen, wenn ihnen erlaubt wäre, Hilfsmittel zu benutzen wie Lineal, Winkelmesser oder Zirkel. Dies ist ein Irrtum. Solche Hilfsmittel vergrößern die kognitiven Schwierigkeiten der Rechtshirngeschädigten, da ihre Anwendung bereits ein räumliches Verständnis voraussetzt. Die Anwendung von graphischen Hilfsmitteln bei Rechtshirngeschädigten wäre genauso unangebracht, wie wenn man einem Patienten mit einer Dyskalkulie einen Taschenrechner geben würde. Dieser könnte damit nur ein sehr äußeres Verständnis der Rechnungsvorgänge erlangen.

Übungsbeispiel 7

Schließlich kann man bei fortgeschrittenen Patienten, die zu den sozialen Interpretationsschwierigkeiten neigen (vgl. 5.14.), den Aufgabentyp der Raumgliederung auch auf soziale Situationen bzw. Zeichnungen oder Fotos davon anwenden.

Wir können z.B. so eine Zeichnung einer Situation nehmen, wie in Abb. 16 gezeigt und sprechen nun zunächst den Gesamtzusammenhang mit dem Patienten durch, d.h. wir erarbeiten gesprächsweise mit ihm ein Verständnis der Gesamtsituation. Dann würden wir für den Patienten in die Zeichnung Pfeile einzeichnen, die die Handlungsrichtungen darstellen. Also würden wir sagen: Der Mann grüßt jemanden. Wen grüßt er? Das am Boden liegende Kind wahrscheinlich nicht. Es ist auch unwahrscheinlich, daß er die Frau mit dem Kind auf dem Arm grüßt, da sie ihn ja gar nicht anblickt, sondern nach unten sieht. Vielmehr grüßt er die Frau am Fenster, die ihn ja auch grüßt. Also die beiden grüßen sich gegenseitig, zwischen ihnen besteht eine Verbindung. — Und so werden wir alle Beziehungen zwischen den einzelnen Personen einfach mit dem Patienten durchsprechen, die Handlungsrichtungen dabei in die Zeichnungen einsetzen. Wir würden mit dem Patienten zusammen überlegen, wer was zu wem sagt. Also was könnte die Frau mit dem Kind auf dem Arm z.B. gerade sagen? Oder wer sagt wohl: „Passen Sie doch auf!". Wir geben also auch hier den Gesamtzusammenhang dem Patienten vor, in diesem Fall sprachlich. Dann zerlegen wir anhand der einzelnen Handlungen die Situation in ihre Beziehungsanteile.

Man kann solche Übungen auch mit kleinen Spielfiguren durchführen. Es ist dann noch etwas lebendiger für die Patienten. Man kann die einzelnen Figuren konkret sich aufeinander zu, voneinander weg bewegen lassen. Immer aber wird der Patient die Situation erst fertig aufgebaut haben, bevor wir sie dann mit ihm zusammen zerlegen.

Wenn der Patient dieses Prinzip verstanden hat, kann man anhand einfacher Beispiele dann auch mal das Umgekehrte tun. Man gibt dann auch Spielfiguren und spielt jetzt aufbauend eine Szene durch. Zum Beispiel der Mann kommt von der Arbeit nach Hause oder von der Post, usw. Man muß dabei die Patienten sprachlich sehr stark leiten.

Man wird solche Art von Übungen immer mischen mit Übungen aus dem im engeren Sinne räumlichen Bereich, damit auch den Patienten der Zusammenhang mit der räumlichen Kognition deutlich wird.

7.2. Die Neglect-Therapie

Die Neglect-Therapie wird hier gesondert behandelt. Sie setzt die Raumrekonstruktionsübungen voraus, die im vorigen Abschnitt skizziert wurden. Bei Neglect-Patienten müssen diese räumlichen Übungen ergänzt werden durch ein umfangreiches, beharrliches Sensibilisierungsprogramm für die linke Seite.

Mit den verschiedensten Materialien und über möglichst verschiedene Sinnesmodalitäten versuchen wir, den Patienten für die linke Raum- und Körperhälfte zu sensibilisieren. Man wird das wohldosiert tun. Dosiert man diese Sensibilisierungen für links zu stark, so erreicht man das Gegenteil. Der affektive Widerstand des Patienten gegen die Befassung mit der linken Seite wird noch größer.

Man kann deshalb mit dem Neglect-Patienten eine Übereinkunft treffen: Wir sprechen ihn in der Therapie auf das Problem an und arrangieren auf Station und auf seinem Zimmer die Dinge so, daß er die linke Seite einbeziehen muß. Ansonsten lassen wir ihn damit in Ruhe. Der Patient kommt bei diesem Vorgehen eher zu der Überzeugung, daß es für ihn günstiger ist, die linke Seite einzubeziehen, als wenn er ständig und überall darauf angesprochen wird.

Zur Sensibilisierung für links kann man das übliche ergotherapeutische Material verwenden. Das Prinzip liegt darin, die Aufgaben so aufzubauen, daß sie nur lösbar sind, wenn links liegende Teile des Aufgabenmaterials einbezogen werden. Ziel ist, daß der Patient **selbst** erkennt, daß ihm zur Lösung der Aufgabe etwas fehlt, wenn er die linke Seite nicht einbezieht.

Übungsbeispiel 8

Z.B. kann man Bilder einer Bildergeschichte im großen Halbkreis auf einem Tisch um den Patienten herumlegen. Der Patient soll daraus eine sinnvolle Geschichte legen, indem er die Bilder in die richtige Reihenfolge bringt. Wir setzen hier also die sequenzrekonstruktiven Fähigkeiten der linken Hemisphäre ein. — Der Patient kann mit solchen Übungen erleben, daß er eine Sinnerfahrung nur macht, wenn er das links liegende Material einbezieht.

Weiterhin eignen sich aus Punkten bestehende Zeichnungen, die erst erkennbar sind, wenn alle Punkte miteinander verbunden sind. Zur Vervollständigung der Zeichnung muß der Patient die ihm fehlenden Punkte — eben links — suchen.

Übungsbeispiel 9

Ferner führen wir Tast- und Greifübungen durch mit der linken Hand. Man kann sodann die linksseitige Eigenwahrnehmung des Patienten stimulieren durch Selbst-Nachahmungsübungen: Der Therapeut bringt (wobei der Patient die Augen geschlossen hält) den linken Arm des Patienten in eine bestimmte räumliche Stellung. Diese soll der Patient nur mit dem rechten Arm nachahmen.

Taktile Reizungen — Abreiben, Bürsten, taktil verschiedene Materialien erkennen (Reis, Wolle, Glas) — lenken ebenfalls die Aufmerksamkeit nach links.

Bei Kindern kann man zusätzlich die linke Seite attraktiv machen, indem man Schmuck herstellt, der dann am linken Arm befestigt wird. Besonders wirkungsvoll ist geräuschvoller Schmuck, z.B. mehrere Metallreifen zusammen. Bei Jungen kann man den linken Arm oder Handrücken bekleben mit kleinen Bildchen, wie sie in Kaugummipackungen zu finden sind.

Begleitend zur Therapie muß gerade über dieses Syndrom mit dem Patienten einerseits beharrlich, andererseits mit Delikatesse gesprochen werden. Der Patient will das Syndrom ja nicht wahrhaben. Sicher wird der Therapeut dem Patienten die Relevanz des Symptoms immer wieder vor Augen führen. Er wird ihm aufzeigen, wie gefährlich es im Straßenverkehr ist, die linke Seite zu übersehen. — Nach meiner Erfahrung nutzen solche an die Einsicht appellierende Gespräche aber wenig. Dem Patienten ist das, was links ist, einfach nicht geheuer. Dagegen kann man nicht anreden. Wichtig ist hier die Geduld des Therapeuten. Wenn man sich als Therapeut die in diesem Buch vorgeschlagene Modellvorstellung zu eigen macht, wonach der Neglect daraus zu verstehen ist, daß die raumrekonstruktiven Störungen sich in erster Linie nach links auswirken müssen, dann wird man Verbesserungen in der Einstellung des Patienten zur linken Seite erst erwarten, wenn sich die Raumrekonstruktionsstörung gebessert hat. Deren Behandlung ist das Primäre, auch in der Neglect-Therapie. In dem Maß, wie der Patient mit räumlichen Informationen wieder sicherer umgeht, also in dem Maß, wie er selbst wieder räumlich strukturieren kann, wird sich seine Scheu vor der linken Seite legen.

Es hat demnach keinen Sinn, erst den Neglect behandeln zu wollen, damit man „dann" Raumübungen durchführen kann.

Trotzdem wird man auch den Alltag des Patienten so organisieren, daß er möglichst viel Gelegenheit hat, die linke Seite einzubeziehen. Pflegerische Maßnahmen sollten von links durchgeführt werden. Das Bett sollte so stehen, daß der Patient sich nach links wenden muß, um an das Nachtschränkchen zu kommen, an das Radio etc. Andererseits übertreibe man das nicht. Es ist antitherapeutisch, den Patienten **ständig** von links anzusprechen. Das Ergebnis ist nämlich, daß man den Neglect zementiert anstatt ihn zu behandeln. Der Patient wird sich nämlich womöglich angewöhnen, einfach nach rechts zu antworten. — Ihn von links anzusprechen, ist nur in hochstrukturierten Situationen sinnvoll, die man als Therapeut fest im Griff hat. Spricht man ihn nämlich von links an, dann darf man ihm auch nur antworten, wenn er nach links antwortet. Genau das tun dann aber die anderen Patienten und die Angehörigen nicht. Der Patient muß den ihn Ansprechenden suchen. Das tut er nur, wenn der ihm nicht antwortet, wenn er nicht direkt angeschaut wurde. Nur so kann der Neglect-Patient lernen, sich im Gespräch gezielt nach links zu wenden.

In allen anderen Situationen, also außerhalb der Therapie, verzichtet man auf das Ansprechen von links. Man kann sonst manchmal Gesprächssituationen zwischen einem Neglect-Patienten und seinen Angehörigen beobachten, die einfach grotesk sind: Die Ehefrau sitzt links vom Patienten, weil ihr vielleicht jemand gesagt hat, ihr Mann müsse von links angesprochen werden. Die beiden unterhalten sich, wobei sie ihn anschaut und er nach rechts wegschaut. — Dies ist der beste Weg, das Symptom festzuschreiben.

Übungsbeispiel 10
Im Rahmen des Selbsthilfetrainings ist es sinnvoll, daß der Patient angeleitet wird, sich selbst links zu waschen. Man verwendet dazu zwei verschie-

den farbige Waschlappen, den einen für die rechte Seite, den anderen für die linke. Die beiden Waschlappen werden entweder in der Mitte aufgehängt oder der für rechts wird links aufgehängt und der für links auf der rechten Seite. Der Patient muß natürlich vorher gespeichert haben, welche Farbe zu welcher Seite gehört. — Gleiches gilt für die Handtücher.

In der Neclect-Therapie kommt also alles darauf an, das richtige Maß zu finden zwischen Sensibilisieren für links und (vorläufigem) Akzeptieren des Symptoms.

7.3. Die Behandlung der sequenzrekonstruktiven Störungen

Auch in der Behandlung der linkshirnigen kognitiven Störungen geben wir zunächst eine Ganzheit vor — hier aber eine in sich sequentiell gegliederte Ganzheit. Das Therapieprinzip besteht hier darin, einzelne Elemente in diese vorgegebene Reihe plazieren zu lassen.

Übungsbeispiel 11

Wir können z.B. eine Reihe bilden, in der Gegenstände nach ihrer Größe geordnet sind. Am Anfang werden wir einfache Blöcke oder Spielzeugklötze nehmen, später „erwachseneres" Material wie Schrauben, Bücher etc. — In einer solchen Ordnungsreihe lassen wir ein oder zwei Stellen aus. Entsprechend werden zunächst ein oder zwei der Gegenstände vor den Patienten gelegt, die er nun an den richtigen Stellen einordnen soll. Dabei besprechen wir mit ihm aber vorher die Regel, nach der die Reihe aufgebaut ist (in diesem Beispiel nach zunehmender Größe). Bei diesen einfachen Anfangsübungen wird der Patient die Regeln im allgemeinen selbst erkennen. Trotzdem ist es wichtig, daß die Regel ausdrücklich formuliert wird.

Wir können solche Reihen aufsteigend oder absteigend bilden, später können wir sie aufsteigend **und** absteigend bilden, so daß also z.B. 5 Gegenstände von links nach rechts mit zunehmender Größe aufgereiht werden und direkt anschließend wieder mit absteigender Größe. Man kann den Schwierigkeitsgrad auch dadurch variieren, daß man zunächst die Lücke in der Mitte einer Reihe läßt, dann aber an deren Anfang oder Ende. Wesentlich schwieriger ist es dann schon, wenn wir die Lücke in der auf- und absteigenden Reihe genau da lassen, wo die Ordnung die Richtung wechselt.

Der Therapeut stelle sich nach diesem Grundmuster selbst Übungen zusammen. Er kann auch dieses Grundmuster selbst noch variieren, indem er z.B. Gegenstände in wellenförmig auf- und absteigender Reihe ordnet, usw. Das Ordnungskriterium braucht natürlich nicht immer die Größe zu sein. Es kann auch das Gewicht, die Helligkeitsstufe einer Farbe, der Rauigkeitsgrad einer Oberfläche, der Krümmungsgrad von Kreisbögen sein.

Man wird bei dieser Übungsart mit der Zeit den Patienten selbst die Regel suchen lassen, dies aber nicht mit abwartendem Schweigen, sondern gesprächsweise. Fernziel ist dann schließlich, daß der Patient selbst solche Reihen aufbauen kann.

Eine Fundgrube für solche Reihungsaufgaben sind die mathematischen Reihen, die man ja beliebig erfinden kann. Auch hier wird man am Schluß oder auch in der Mitte eine Zahl auslassen. Man bespricht mit dem Patienten wieder die Regel; aufgrund dieser Regel läßt sich dann die gesuchte Zahl finden. Später soll er wieder selbst die Regel finden.

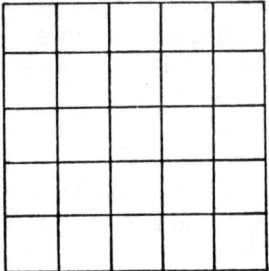

Abb. 69

Beispiele: 7 9 11 13 15? Die Aufbauregel heißt „ + 2", die nächste Zahl ist 17
2 4 8 16? Die Aufbauregel heißt „x 2", die gesuchte Zahl ist 32
16 13 10? (- 3)
104 95 ? 77 (- 9)
3 4 6 7 9 10 12 13? (+ 1 + 2)
2 4 8 10 20 22? (+ 2 x 2)
100 99 88 67? (- 1 + nx10)

Während man noch diese eindimensionalen Ordnungsaufgaben in ihrer Schwierigkeit und in ihrer Anforderung an die Selbständigkeit des Patienten ständig steigert, führt man das zweidimensionale Ordnen ein.

Übungsbeispiel 12

Nun sollen Gegenstände nach zwei Gesichtspunkten gleichzeitig geordnet werden, also z.B. Schrauben nach Länge und Durchmesser. Am Anfang wird der Therapeut mit dem Patienten ein Netz aufzeichnen, den Aufbau des Netzes mit dem Patienten besprechen (Beispiel Abb. 69) und dann selbst die meisten Gegenstände richtig plazieren in dem Netz. Er läßt dabei 2 oder 3 Lücken, die der Patient mit den verbliebenen Gegenständen selbst füllen soll.

Außer diesen Seriationsübungen werden wir mit Linkshirngeschädigten, die die typischen Sequenzierungs- und Differenzierungsschwierigkeiten zeigen, auch Begriffsbildungsübungen durchführen. Da es hierbei nicht auf die sprachliche Seite des Begriffs ankommt, sondern auf dessen Vorstellungsgehalt, geraten wir damit nicht zur Logopädie in Konkurrenz.

Bei solchen Begriffsbildungsübungen kommt es auf die genaue, detaillierte Merkmalsanalyse an.

Übungsbeispiel 13

Wir legen dem Patienten zahlreiche Fotos von Alltagsgegenständen vor (die Abbildungen aus Versandhauskatalogen eignen sich sehr gut dafür). Mit dem Patienten zusammen sortieren wir nun alles aus, was z.B. Gartengeräte sind, oder was zum Haushalt benötigt wird, oder — spezieller — was man zum Backen braucht, oder was man zum Autoreparieren braucht, usw.

Oder wir lassen den Patienten die Gegenstände sortieren nach ihrem Material, Holz, Plastik, Metall. Oder: Welche Gegenstände sind aus 2 verschiedenen Materialien hergestellt (ein Bleistift, ein Hammer)?

Mit solchen beliebig variierbaren und in der Anforderung steigerbaren Übungen versuchen wir, beim Patienten die Merkmalsanalyse, die differenzierenden kognitiven Prozesse anzuregen.

Auch speziell die apraktischen Gestaltungen der Linkshirngeschädigten aufgreifend können wir die Differenzierungsfähigkeit anzuregen versuchen:

Übungsbeispiel 14

Nehmen wir als Beispiel noch einmal die typische Fahrradzeichnung eines linkshirngeschädigten konstruktiven Apraktikers (Abb. 8). Wir können in diesem Fall durchauf auf die apraktische Zeichnung des Patienten zurückgreifen (was wir bei Rechtshirngeschädigten nie tun dürfen!) und besprechen mit dem Patienten, daß dieses Fahrrad ja zwar im Grundgerüst richtig ist, aber noch nicht funktionstüchtig. Wir besprechen mit dem Patienten, welche für die Funktion des Fahrradfahrens notwendigen Einzelheiten noch fehlen — Pedale, Sattel, Kette . . . und wo sie zu plazieren sind.

Der Therapeut kann natürlich auch selbst rudimentäre Zeichnungen oder Konstruktionen dem Patienten vorlegen, um sie dann mit ihm zusammen zu differenzieren. Bei diesem differenzierenden Vorgang ist darauf zu achten, daß man logisch, also nach einer Sequenz, vorgeht. Im Beispiel des Fahrrads: Was tut man zuerst, wenn man Fahrrad fahren will? Man setzt sich darauf. Ist ein Sattel vorhanden? Dann ergreift man mit den Händen die Lenkstange. Ist sie vorhanden? Sodann stellt man die Füße auf die Pedale. Sind sie angebracht? Wenn nein, müssen sie noch eingezeichnet werden. Durch das Kreisen der Pedale wird über eine Kette das Hinterrad angetrieben. Ist die Kette eingezeichnet?

Wenn man zusätzlich die ja nur bei Linkshirngeschädigten vorkommende ideatorische Apraxie behandeln möchte — man wird nie **nur** diese behandeln, sondern immer auch die zugrundeliegende Seriationsstörung — so empfiehlt sich das **backward chaining.** Der Patient übt dabei, Handlungssequenzen von hinten aufzubauen:

Übungsbeispiel 15

Nehmen wir als Beispiel das Kaffeekochen. Der Therapeut wird dem Patienten zunächst die Aufgabe erklären, sodann wird er kommentierend alle Handlungsschritte selbst durchführen (evtl. wird er sie auch an einer Tafel mit Numerierung kurz anschreiben). Den **letzten** Handlungsschritt, also das Eingießen des heißen Wassers in die Tasse, die einen Löffel löslichen Kaffees enthält, läßt er aus. Der Patient wird jetzt meist selbst wissen, welcher Schritt jetzt notwendig ist, und ihn auch selbst ausführen können. Man prüft dann, ob das verstanden wurde, indem man den gleichen Vorgang noch einmal durchführt und den letzten, nicht ausgeführten Handlungsschritt vom Patienten vorhersagen läßt.

Gelingt ihm das, so bauen wir wieder die gleiche Sequenz auf und lassen nun die **beiden** letzten Schritte weg. Also wir haben noch nicht das Pulver in die Tasse geschüttet. Nun ist es wieder die Aufgabe des Patienten, die fehlenden Schritte zu ergänzen und sie dann vorauszusagen.

Nach diesem Prinzip bauen wir also die Handlungsfolge von hinten her auf. Die Übung ist beendet, wenn der Patient die Handlung nicht nur selbst durchführen, sondern auch alle Schritte in der richtigen Reihenfolge aufsagen kann.

Da die ideatorische Apraxie meist zusammen mit einer Aphasie vorkommt, sind dem begleitenden Gespräch Grenzen gesetzt. In diesem Fall zieht der Patient aus solchen Übungen nur dann einen Nutzen, wenn er bereits eingestimmt ist darauf, auf Sequenzen zu achten, durch die eingangs geschilderten Seriationsübungen.

7.4. Die Behandlung der Gedächtnisstörungen

Es gibt recht viele praktische Ratgeber zum Gedächtnistraining. Man kann für unsere Zwecke daraus durchaus Anregungen entnehmen, wenn man Gedächtnistherapie bei Hirnverletzten machen möchte. Man mache sich aber den Unterschied klar: Diese praktischen Ratgeber sind für Hirngesunde, die ihr Gedächtnis **trainieren** wollen. Hirnverletzte brauchen aber zunächst eine **Therapie** ihrer gestörten Gedächtnisfunktionen. Das ist etwas anderes. Man schickt ja den Patienten mit der Hemiparese auch nicht zum Bodybuilding, sondern eben zur Krankengymnastik und zur Ergotherapie.

Für die Behandlung der Gedächtnisstörungen bei Hirnverletzten haben sich im Wesentlichen 3 Strategien bewährt, die alle 3 gleichzeitig eingesetzt werden sollten.

1.
Der Patient soll lernen, einzelne Informationen, die er sich merken möchte, miteinander zu verbinden. Dazu bieten sich 2 Strategien an: Wenn keine Sprachstörungen vorliegen, wird man den Patienten anleiten, die zu verbindenden Informationen begrifflich miteinander zu verbinden.

Übungsbeispiel 16

Dem Patienten werden 9 Fotos von je einem Alltagsgegenstand vorgelegt (wir entnehmen für solche Übungen das Material am besten wieder einem Versandhauskatalog). Anstatt sich nun alle 9 Gegenstände zu merken, soll der Patient Gemeinsamkeiten finden zwischen den Gegenständen. Wenn das Material aus einem Küchenmesser, einem Buch, einem Tennisschläger, einer Käsereibe, einem Waschlappen, einem Schachspiel, einem Stück Seife, einer Zahnbürste und einer Gabel besteht, so zeigen wir dem Patienten, wie man das gruppieren kann: 1. Waschutensilien — Waschlappen, Zahnbürste, Seife; 2. Küchengeräte — Küchenmesser, Reibe, Gabel; 3. Freizeitbereich — Tennisschläger, Buch, Schach. Statt 9 Informationen hat der Patient jetzt 3 zu speichern, eben die 3 Gruppen. Innerhalb jeder Gruppe braucht er dann wieder nur 3 Informationen sich zu merken.

Die zweite Möglichkeit, Informationen zu verbinden und damit die Speicherung zu erleichtern, liegt darin, sie im Rahmen eines vorgestellten Bildes, einer Szene zu verbinden. Man kann ein richtiges Spiel daraus machen.

Übungsbeispiel 17

Mit obiger Materialliste könnte man z.B. so umgehen: Frau X hat, gleich nachdem sie sich gewaschen hat, am morgen das Essen gekocht, um anschließend freie Zeit zu haben. (Damit sind die 3 Oberbegriffe in einem Handlungsstrang verbunden.) Womit hat sie sich gewaschen? — Mit Seife, Waschlappen und Zahnbürste. — Beim Essenkochen hat sie gebackenen Fisch vorbereitet. Dazu mußte sie erst mit dem Küchenmesser den Fisch auftrennen und die Gräten herausnehmen, mit der Gabel hat sie den Fisch zerteilt, und schließlich über jedes Stück etwas Käse darüber gerieben. Danach ging es an die Freizeit: Erst las sie ein Buch über Schach, das sie lernen wollte, dann wollte sie sich bewegen und ging Tennis spielen.

Solche Übungen — man nennt diese Strategie „imagery" — sind vergleichsweise lustig, andererseits ist nicht so ganz auf den Alltag übertragen. Jedenfalls wächst die Wahrscheinlichkeit, daß ein Patient diese Strategie auch wirklich im Alltag anwenden kann, mit dem Grad seiner Eigenaktivität in der Übungsphase. Er sollte also bald selbst solche „images" finden.

2.

Eine ganz andere Strategie liegt in der Anleitung zur Textbearbeitung, wobei unter „Text" jede zusammenhängende Information verstanden wird. Bei der ersten Strategie hat der Patient gelernt, unzusammenhängende Informationen zu verbinden, um sich deren Speicherung zu erleichtern. Bei der zweiten Strategie lernt er, ein vielseitig untereinander verknüpftes Informationsbündel so zu gliedern, daß er es sich leichter merken kann.

Übungsbeispiel 18

Man beginnt mit einem kurzen Text, den man zusammen mit dem Patienten liest. Der Patient lernt, mit den „5 W-Fragen" an den Text heranzugehen: **Was** geschieht? **Wer** handelt? **Wo** geschieht es? **Wie** geschieht es (nähere Umstände)? **Warum** geschieht es (Hintergründe)?

Anhand dieses Fragerasters bringt man dem Patienten bei, aus einem Informationsbündel das Wesentliche herauszufiltern und sich nur dieses zu merken. Dann sollen die 5 W-Fragen auch in der Phase des Erinnerns verwendet werden.

Beherrscht der Patient das anhand von schriftlichen Texten, so kann er aus einer Radiosendung, aus einer Nachrichtensendung, mit diesem Raster das Wesentliche herausfiltern. Er wird sich die Antworten zu den 5 „W" aufschreiben und sich damit sowohl die Speicherung wie den Abruf erleichtern.

In einer Variation dieser Aufgabe kann man Lückentexte verwenden. Damit erleichtert man vor allem den Abruf. Der Patient erhält den Text, man spricht diesen Text mit ihm durch. Dann erhält er den gleichen Text noch einmal, wobei aber jetzt wesentliche Einzelheiten (Worte oder ganze Sätze) ausgelassen sind, die der Patient nun sinngemäß ergänzen soll.

Bei dieser und anderen Arten der Gedächtnistherapie ist es unbedingt notwendig, daß der Patient über sein Sinnverständnis an das zu Speichernde herangeht. Ein mechanisches Auswendiglernen von Wortpaaren und ähnliches hat sehr wahrscheinlich keinen dauerhaften Einfluß auf die Gedächtnisstörung, ist aber andererseits für die Patienten sehr anstrengend und aufwendig und außerdem wenig lustvoll.

Dagegen ist der Zugang über das Sinnverständnis das, was der Patient auch im Alltag anwenden kann.

3.

Schließlich wird man dem Patienten — je nach Ausprägungsgrad seiner Gedächtnisstörung — auch Kompensationsmöglichkeiten zeigen oder geben.

Im Durchgangssyndrom, das ja u.a. durch sehr stark ausgeprägte Gedächtnisstörungen gekennzeichnet ist, ist es sinnvoll, mit dem Patienten zusammen ein Tagebuch zu führen. Wenn er noch verwirrt ist, führt der Therapeut das Tagebuch für den Patienten. Hier werden die äußeren Ereignisse des Tages eingetragen, z.B. was der Patient in den einzelnen Therapien gemacht hat. Am Abend geht man das noch einmal kurz mit dem Patienten durch. Auch wird man in der nächsten Therapiestunde kurz auf die Tagebucheintragung von der letzten Therapiestunde zurückgreifen.

Zumindest in diesem noch sehr akuten Stadium empfiehlt es sich auch, daß der Therapeut am Ende jeder Behandlungsstunde das in der Stunde Erarbeitete kurz wiederholt.

8. Die neuropsychologischen Grundlagen der Therapie

Wie können wir uns die neuropsychologischen Vorgänge vorstellen, die während der Behandlung im geschädigten Gehirn ablaufen? Es gibt darüber einige ältere, z.T. noch heute kursierende Annahmen, die wir jetzt diskutieren wollen, bevor wir die nach heutigem Wissenstand wahrscheinlichste Auffassung darstellen.

1.
Es ist heute noch oft zu hören, die gesundgebliebene Hirnhälfte würde die auf der geschädigten Hirnseite ausgefallenen Funktionen übernehmen. Das ist aber schon von vornherein nicht besonders wahrscheinlich, weil, wie in diesem Buch darzustellen versucht wurde, es überhaupt nur ganz wenige kognitive Leistungen gibt, die ausschließlich von **einer** Hemisphäre erbracht werden. Vielmehr sind ja meist beide Hemisphären mit ihren beiden sehr unterschiedlichen Informationsverarbeitungsprozessen an **einer** Leistung beteiligt. — Die Auffassung, die gesunde Hemisphäre übernähme die Leistungen der geschädigten, könnte also überhaupt nur so gelten, daß sie deren Leistungs**anteil** übernimmt. Dies geht aber deswegen nicht, weil der ausgefallene oder gestörte Leistungsanteil ja einen ganz andersartigen Informationsverarbeitungsprozeß voraussetzt als der ist, über den die gesunde Hemisphäre verfügt.

Es könnte sich also allenfalls darum handeln, daß die gesunde Hemisphäre versucht, mit ihren Mitteln, d.h. mit dem ihr eigenen Informationsverarbeitungsprozeß das auf der anderen Seite Ausgefallene neu zu erstellen. Dies würde auf jeden Fall bedeuten, daß auch die gesunde Hemisphäre sich hinsichtlich der insgesamt gestörten Leistung völlig neu organisieren muß. Dies ist aber etwas anderes als eine einfache „Übernahme" einer ausgefallenen Leistung.

Auch können wir in der Praxis nichts beobachten, was dieser Auffassung entsprechen würde. Gerade solche seltenen kognitiven Leistungen, die tatsächlich **nur** von einer Hemisphäre erbracht werden, können eben überhaupt nicht von der anderen Hemisphäre ersetzt werden. Z.B. ist die linke Hemisphäre völlig außerstande zur Gesichtserkennung, die ja eine rein rechthemisphärische Leistung ist. Umgekehrt ist die rechte Hemisphäre nicht in der Lage, eine grammatische Sprache zu verwenden, die ja ausschließlich in die Kompetenz der linken Hemisphäre fällt.

Schließlich kann die hier kritisierte Auffassung nicht erklären, wie überhaupt eine Wiederherstellung möglich ist, wenn **beide** Hemisphären gestört sind, womöglich an symmetrischen Stellen. Wie könnte eine geschädigte Hemisphäre Funktionen der anderen auch geschädigten Hemisphäre übernehmen? Tritt dann ein Austausch von Funktionen ein?

2.
Eine andere Auffassung lautet, durch die Hirnschädigung werde der Patient zurückgeworfen auf ein früheres Alter seiner kognitiven Entwicklung. Auch das

stimmt jedenfalls so einfach nicht. Denn die Art, wie ein Kind etwas (noch) nicht kann, ist ganz anders wie die Art, wie ein hirnverletzter Erwachsener etwas nicht (mehr) kann. Man vergleiche z.b. die räumlichen Fehl-Leistungen eines rechtshirngeschädigten Erwachsenen mit den räumlichen Fehl-Leistungen eines zweijährigen Kindes. Die Art, wie beiden z.b. der Aufbau einer Pyramide aus Klötzen mißlingt, ist völlig verschieden. Deshalb ist auch Therapie etwas anderes als Entwicklungsförderung.

3.

Die nach heutigem Kenntnisstand wahrscheinlichste Annahme über das neuropsychologische Geschehen unter der Therapie ist die der **funktionalen Reorganisation** von *Luria:* Eine Leistung wie das Ankleiden, das Ablesen der Analoguhr, die Orientierung anhand eines Stadtplanes, usw. besteht aus verschiedenen Funktionselementen, die an ganz verschiedenen Stellen des Gehirns lokalisiert sind. Zum Ablesen der Uhr braucht man z.b. erstens einen räumlichen Analyseprozeß, damit die Stellung der Zeiger zueinander interpretiert werden kann. Zweitens müssen die Ziffern selbst richtig erkannt werden. Drittens muß ein zeitlicher Bezugsrahmen da sein, der Vormittag und nachmittag zu unterscheiden erlaubt. Schließlich brauchen wir eine Richtungskenntnis: Wir müssen wissen, in welche Richtung die Zeiger laufen. Diese Leistung des Ablesens der Uhr kann somit zusammenbrechen, wenn nur ein einziges dieser Funktionselemente ausfällt. Aufgabe der Diagnostik ist es ja, herauszufinden, an welcher Stelle dieses komplexe Funktionsgefüge gestört ist. Die einzelnen Elemente des Funktionsgefüges sind auf der Hirnrinde ganz verschieden lokalisiert; meist verteilen sie sich eben auf beide Hemisphären.

Die Therapie basiert nun darauf, daß dieses Funktionsgefüge sich neu organisiert. Die gesund gebliebenen Areale beider Hemisphären reorganisieren sich, um die gewünschte Leistung wieder erbringen zu können. Reorganisation heißt, daß nach der Therapie z.T. ganz andere funktionale Zentren am Zustandekommen der Leistung beteiligt sind als vor der Schädigung. Es können auch an sich intakt gebliebene Zentren aus dem sich neu organisierenden Funktionsgefüge ausgelassen und ganz neue aufgenommen werden. D.h. es organisieren sich nicht einfach diejenigen funktionalen Komponenten neu, die früher auch schon an der betreffenden Leistung beteiligt waren.

Dieses spiegelt sich wider in einem sehr schwierigen Punkt, den man in jeder neuropsychologischen Therapie ziemlich am Anfang bemerkt: Das Rest-Funktionsgefüge, das man sich wie einen Torso vorstellen kann, weigert sich, bildlich gesprochen, zunächst, auseinanderzufallen, was ja notwendig wäre, damit sich funktionelle Komponenten neu zusammenfinden können. Man erkennt das daran, daß die in gestörter Weise erbrachte Leistung eine erstaunliche Beharrungstendenz hat. Auch wenn die Leistung im Rahmen der Therapie bereits neu aufgebaut wurde, so kann man beobachten, wie unter Streß das neu integrierte Funktionsgefüge wieder auseinanderfällt und das alte, residuale Funktionsgefüge wieder in Kraft tritt: Der Patient zeigt unter Belastung jetzt plötzlich wieder die Symptome, die unter der Therapie schon verschwunden waren.

Z.T. geht diese funktionale Reorganisation auch schon vor dem Einsatz der Therapie vor sich. Das Gehirn versucht von alleine, sich zu reorganisieren, um die gestörte Leistung wieder erbringen zu können. Dabei kann sich sehr Falsches einschleifen. Dies ist ein Grund mehr, warum möglichst frühzeitig mit der Therapie eingesetzt werden sollte.

9. Mögliche Langzeitfolgen nach Hirnschädigung

Nach Abschluß der Rehabilitationsphase, wenn die neuropsychologischen Störungen mehr oder weniger erfolgreich behandelt sind, wenn der Patient beruflich oder doch mindestens privat seinen Alltag wieder meistert, bleiben bei fast allen Hirnverletzten mit längerer Bewußtlosigkeit einige chrakteristische Verarbeitungsschwierigkeiten zurück — wenn auch in sehr unterschiedlichem Ausmaß.

Vor allem bleibt das kognitiv neu Aufgebaute letztlich immer mühsam für den Patienten. Ein Rechtshirngeschädigter z.B., dessen räumliche Orientierung so weit wieder hergestellt werden konnte, daß er im Alltag räumlich zurecht kommt, wird eben nur mit Anstrengung räumlich zurecht kommen. — Ein rehabilitativer Aphasiker wird noch jahrelang mit einer gewissen Mühe und unnatürlicher Sprachbewußtheit sprechen.

Damit hängt zusammen eine gewisse Verlangsamung und Umständlichkeit des Denkens. Auch können sich viele dieser Patienten nur erschwert auf neue Inhalte, neue Situationen umstellen. Das einmal Erworbene, das in der Rehabilitation Aufgebaute wird über Gebühr festgehalten — auch da, wo es nicht hingehört.

Die Hirnverletzung selbst bedeutete ja eine Desintegration, eine Verunsicherung im bisher Gewohnten, einen Strukturierungsverlust — denn dies ist das grundlegende Merkmal eines geschädigten Gehirns, daß es nicht mehr Ordnung in seine Erfahrung bringen kann. Die neuropsychologische Therapie kommt diesem elementar-menschlichen Bedürfnis nach Ordnung sehr entgegen. Das durch die Hirnverletzung labil gewordene System des Gehirns stabilisiert sich wieder anhand der Strukturierungsmöglichkeiten, die ihm durch die neuropsychologische Therapie an die Hand gegeben werden. Dieser Vorgang beinhaltet aber eine gewisse Voreiligkeit oder Kurzschlüssigkeit. Das sich gerade wieder stabilisierende Gehirn bleibt auf halbem Wege stehen. Es ist, als ob es sich geradezu festklammere an den neu kennengelernten Strukturierungsmöglichkeiten.

Im Verhalten des Patienten macht sich das außer in dieser erschwerten Umstellungsfähigkeit in einer zunehmenden Horizontverengung, einem Desinteresse an Neuem bemerkbar. — Hier liegen deshalb die wesentlichen Aufgaben der neuropsychologischen Spätrehabilitation.

Mit dieser tief empfundenen Verunsicherung und der oft sehr oberflächlich erreichten Neu-Stabilisierung der kognitiven Funktionen hängt es zusammen, daß Hirnverletzte unter Streß zur Dekompensation neigen: Sie fallen auf ein früheres, durch die Therapie eigentlich längst überwundenes Leistungsniveau zurück. Man sieht daran, daß die Neu-Stabilisierung eben doch nicht so stabil ist. — „Streß" kann für einen Hirnverletzten sehr viel sein: Zeitdruck, zwischenmenschliche Konflikte, Aufregung, auch komplizierte soziale Situationen, auch plötzlich starke Freude. Unter solchen Belastungen eine neu aufgebaute Funktion durchzuführen, ist dann für den Patienten nur noch mühsam, und er kommt dann rasch an die Grenze, wo er „nicht mehr kann". Die neu aufgebaute Funktion zerfällt, möglicherweise tritt sogar das Symptom wieder auf, und erst nach einer Erholung und unter guten situativen Bedingungen zeigt sich die neu aufgebaute Funktion wieder.

Ein Patient, mit dem die räumliche Orientierung im Alltag ausführlich neu erarbeitet worden war, fand sich einige Tage lang überhaupt nicht mehr zurecht in seiner eigenen Stadt, als er wegen seines Sohnes eine große Enttäuschung erleben mußte. — Ein weitgehend wiederhergestellter motorischer Aphasiker fiel auf einen ungrammatischen Satzstil zurück, wenn er in für ihn schwierige soziale Situationen geriet.

Mit dieser Dekompensationsneigung hängt eine emotionale Labilität zusammen. Viele Hirnverletzte sind bei geringsten Anlässen den heftigsten Emotionen ausgesetzt, sie weinen schnell. Andererseits sind sie aber genauso schnell wieder davon abzubringen. Das Anschneiden eines ganz anderen Themas hilft hier mehr als ein übermäßig besorgtes Eingehen auf die Traurigkeit. Dieses würde den Betreffenden in seiner negativen Emotion festhalten.

Die kognitiven Prozesse hirnverletzter Menschen haben eine Neigung, am Konkreten, sinnlich Wahrnehmbaren, situativ Gegebenen haften zu bleiben. Es fällt Hirnverletzten schwer, vom wahrnehmungsmäßig Gegebenen abzusehen und sich etwa mit hypothetischen Möglichkeiten zu befassen oder mit etwas, das eben gerade jetzt situativ nicht da ist. Überhaupt das Abstrahieren vom Konkreten fällt schwer. Die bei Hirnverletzten häufig zu beobachtende Verminderung der Eigeninitiative hat wahrscheinlich hierin ihren Grund. Eigeninitiative würde eine Loslösung vom Situativ Gegebenen erfordern. Initiative setzt voraus, daß man sich mit Möglichkeiten befaßt, also gerade mit dem, was nicht gegeben ist.

Statt dessen erleben wir bei vielen Hirnverletzten gerade eine Neigung zur Außengeleitetheit. Sie sind auf Fremdanregung angewiesen, weil sie durch diese aus der etwas rigiden, haftenden Haltung herausgeholt werden können. Andererseits liegen hierin auch große soziale Probleme, besonders für hirnverletzte Jugendliche, die nicht immer sicher beurteilen können, was eine für sie sinnvolle Fremdanregung ist und was nicht.

Die psychische Rehabilitation der Hirnverletzten ist zwar nicht die primäre Aufgabe der Ergotherapeuten. Dennoch scheint es sinnvoll, bei allen Menschen, die beruflich mit Hirnverletzten zu tun haben, eine Einstellung anzuregen, die es erlaubt, den Hirnverletzten als einen existentiell zutiefst verunsicherten Menschen zu sehen, und die dazu führt, seelisch aufbauend mit ihm umzugehen. Letztlich haben wohl nahezu alle Hirnverletzten ein reduziertes Selbstwertgefühl. Sie können ja ganz einfach vieles nicht mehr wieder, was sie vorher konnten, und zwar nicht nur auf dem Leistungssektor, sondern auch im Zwischenmenschlichen bis hin zur sprachlichen Verständigung und auch bis hin zur Erotik. — Sie sind nicht so belastbar wie andere Menschen; ermüden rasch. Sie denken oft etwas langsam und umständlich. Sie wirken damit oft, als wären sie „dumm".

Die Öffentlichkeit hat für viele Arten von Kranken Verständnis, für Hirnverletzte noch nicht. Insofern sollte wenigstens das Team, das an der Rehabilitation der Hirnverletzten arbeitet, über die jeweils eigenen Berufsgrenzen hinaus, die existentielle, biographische, das weitere Leben bestimmende Bedeutung der Hirnverletzung sehen. — Wir behandeln deswegen im letzten Kapitel Fragen, die mit der Biographie der Hirnverletzten zusammenhängen.

10. Aspekte zur Biographie von Hirnverletzten

Wir wollen hier einige Aspekte der Biographie Hirnverletzter unter zwei entgegengesetzten Blickrichtungen skizzieren. Dabei befassen wir uns nur mit Hirntraumatikern, Personen also, die durch einen Unfall zu einer Hirnverletzung gekommen sind.

1. Welche biographische Gemeinsamkeiten findet man bei Personen, die später durch einen Unfall eine Hirnverletzung erleiden?

2. Welche biographischen Gemeinsamkeiten findet man bei Personen, die einmal eine Hirnverletzung durch Unfall erlitten haben?

1.
Die Frage der prätraumatischen zur Verunfallung disponierenden Faktoren wurde im Wesentlichen an Kindern und Jugendlichen untersucht. Wir beschränken uns deshalb hier auf diesen Personenkreis. Es scheint im Wesentlichen zwei Faktorengruppen zu geben, die zum Unfall prädisponieren. Dabei handelt es sich einmal um eine **neurologische Vorbelastung** und zweitens um eine **seelisch-soziale Vorbelastung.**

Zur neurologischen Vorbelastung gehört die Tatsache, daß $1/4$ bis $1/3$ der Kinder ein Hirntrauma erleiden, cerebral vorgeschädigt oder intellektuell und/oder motorisch auffällig sind. Damit sind also angesprochen die frühkindlichen hirngeschädigten Kinder (sog. minimale cerebrale Dysfunktion), die z.B. durch Sauerstoffmangel bei der Geburt eine Hirnfunktionsstörung erleiden.

Auch die hypermotorischen, impulsiven Kinder, deren Auffälligkeit anamnestisch nicht klar ist, gehören hierher. Dieser Gruppe rechnet man ferner Kinder zu mit chronischen Kopfschmerzen sowie Lernbehinderte. Die cerebrale Vorschädigung oder Funktionsbeeinträchtigung scheint eine natürliche Selbstschutzfunktion zu beeinträchtigen. In welcher Weise das geschieht, ist aber nicht klar.

In einer eigenen Studie des Verfassers wurden diese neurologischen Vorbelastungen bestätigt, das Hauptinteresse galt aber den seelisch-sozialen Belastungsfaktoren und deren Kombinationen:

In dem Vergleich von 66 hirntraumatischen Kindern mit 66 Kindern, die andere neurologische Erkrankungen hatten (Tumoren, degenerative Erkrankungen) ergab sich eine Häufung von seelischen Belastungsfaktoren bei den hirntraumatischen Kindern. Insbesondere der Faktor „broken Home" (Herkunft aus Scheidungsfamilie) sowie der Faktor „biographische Übergangssituation" scheinen bei Kindern und Jugendlichen zum Unfall zu disponieren, besonders wenn beide Faktoren gleichzeitig vorhanden sind.

Es sei hier nur der Faktor der biographischen Übergangssituation näher beschrieben. Etwa die Hälfte der verunfallten Kinder befand sich zur Zeit des Unfalls in einer oder kurz nach einer Zwischenphase: Wechsel von einer Schule zur anderen, Wohnortwechsel, die „leere" Zeit zwischen Schulabschluß und Beginn der Ausbildung scheinen einen stressenden, destabilisierenden Einfluß auf das Kind zu haben, besonders wenn der familiäre Hintergrund auch nicht intakt ist. In einer solchen Übergangssituation scheint dann ebenfalls die erwähnte Selbstschutzfunktion auszusetzen. Daß die Übergangssituation einen wesentlichen Faktor darstellt, zeigt sich schon in der Altersverteilung einer neurologischen Rehabilitationsklinik für Kinder und Jugendliche. Gehäuft vertreten sind die Altersgruppen der 6- bis 7jährigen, der 10- bis 11jährigen und der 15- bis 16jährigen. Dies sind die Altersgruppen des natürlichen Ausbildungswechsels — Schulbeginn mit 6$^{1}/_{2}$ Jahren, Übergang in die höhere Schule mit 10/11 Jahren, Schulabschluß mit 15/16 Jahren.

	Arbeiter	Angestellte	Beamte
SHT	53	12	1
N-SHT	21	44	1

Abb. 50: Schichtzugehörigkeit von Kindern mit unfallbedingter Hirnschädigung (SHT) verglichen mit Kindern mit anderweitig bedingter Hirnschädigung (N-SHT)

Die Übergangssituation als einzelner Faktor scheint aber noch nicht automatisch die Selbstschutzfunktion außer Kraft zu setzen. Erst wenn andere Streßfaktoren hinzukommen, ergibt sich eine überzufällig häufige Verunfallung.

Die anderen Streßfaktoren in der erwähnten Studie waren chronischer Art — chronische Krankheiten wie Diabetes, Herzfehler — oder situativ-aktueller Art — kürzlicher Tod eines Elternteils, Scheidung der Eltern, usw.

Auch hielt die Schichtzugehörigkeit eine Rolle. Arbeiterkinder sind entschieden mehr gefährdet zu verunfallen als Kinder von Angestellten. In der erwähnten Studie ergab sich die Verteilung der Schichtzugehörigkeit, wie in Abb. 50 gezeigt. Schon die bloße Zugehörigkeit zur „Unterschicht" stellt also in dem hier interessierenden Zusammenhang einen Streßfaktor dar, der die Selbstschutzfunktion beeinträchtigen kann.

Dies sind nun einige im Äußerlichen bleibende Faktoren, die zum Unfall disponieren können. Es gibt aber auch intimere Faktoren, die sich im Zwischenmenschlichen, zwischen Eltern und Kind, abspielen und noch nicht zum Gegenstand wissenschaftlicher Untersuchungen gemacht wurden. Lediglich wenn man sich in der praktischen Arbeit näher mit einem einzelnen Schicksal befaßt, bekommt man eine Vorstellung davon, daß es auch eine ganz unbewußt sich abspielende Psychodynamik bzw. Familiendynamik gibt, die — zusammen mit anderen Faktoren — zum Unfall führen kann. Vor allem ambivalente Eltern-Kind-Beziehungen, in denen ein Kind über Gebühr von meist älteren Eltern lange festgehalten wird, wo Eltern oder ein Elternteil Angst davor haben, ganz auf sich selbst gestellt zu sein, wenn das Kind zunehmend selbständig wird, stellt sich der Unfall oft als ein eruptiver Befreiungsversuch des Kindes dar, der aber dann das Gegenteil erreicht: nämlich erhöhte und verlängerte Abhängigkeit von den Eltern.

Man findet bei diesen Konstellationen deshalb auch häufig Schuldgefühle seiten der Eltern, die objektiv nicht begründbar sind. Ein Beispiel: Ein 16jähriges Mädchen, sehr streng erzogen, die Eltern sind 52 bzw. 56 Jahre alt, ist noch sehr kindlich, orientiert sich ganz an den Eltern und deren Ansichten. Sie kommt dadurch häufig in seelischen Konflikt mit den Gleichaltrigen. Eines Tages verliebt sie sich in einen erwachsenen Mann. Die Mutter verbietet ihr den Kontakt mit diesem Mann, sie sei dafür zu jung, außerdem sei es nicht schicklich, einen 12 Jahre älteren Mann zum Freund zu haben. Das Mädchen nimmt dies zunächst hin, beschließt aber eines Abends plötzlich, nun doch gegen den Willen der Eltern den Mann zu besuchen. Auf dem Weg dahin wird sie angefahren. Sie erleidet ein schweres Hirntrauma, das sie für Jahre wieder abhängig macht von den Eltern.

Solche Zusammenhänge beeinflussen natürlich auch die Rehabilitation der Betreffenden. Man kann diese Probleme nicht einfach „lösen". Man kann sie aber im Bewußtsein haben und damit rechnen.

2.

Betrachtet man nun die biographische Entwicklung Hirnverletzter nach der anderen Richtung, so erkennt man auch gleich wieder die große Bedeutung des Zwischenmenschlichen, des familiären Zusammenhangs der Betreffenden, auch im positiven Sinn. Die langfristige seelische Verarbeitung der Unfallfolgen, wie jemand auf die Dauer damit zurecht kommt, das ist stark abhängig davon, wie seine Familie, sein Ehepartner usw. damit umgehen. Besonders in der Familie von verunfallten Kindern lassen sich verschiedene Reaktionsarten beobachten.

Schwierig wird es, wenn die Familie nach dem anfänglichen Schock und der anfänglichen Hilflosigkeit über eine passive, klagende Haltung nicht hinauskommt. Der Unfall des Kindes mit allen seinen Begleitumständen — Intensivstation, großer persönlicher Einsatz, Erschütterung aller auf das Kind gerichteter Hoffnungen usw. — ist auf jeden Fall eine sehr große Belastung für die Familie.

Es gibt auch Familien, die nach dem anfänglichen Schock zu einem **aktiven Umgang** mit der Situation finden. Sie informieren sich, stellen Fragen, versuchen sich frühzeitig ein Bild davon zu machen, was langfristig auf sie zukommt, sie kooperieren im Wesentlichen mit der Klinik, legen dem Kind gegenüber Wert auf dessen zunehmende Selbständigkeit. Für das Kind ist dies die optimale Rehabilitationsbedingung.

Andere Familien erleben eine Desintegration durch den Unfall des Kindes. Z.B. machen sich die Ehepartner gegenseitig Vorwürfe wegen des Unfalls, manche trennen sich. Andere Familien sind den Kindern gegenüber voller Vorwürfe. Charakteristisch ist dabei eine sehr deutliche Paradoxie. Der Klinik wird z.B. vorgeworfen, sie mache zu wenig Therapie mit dem Kind; andererseits schiebt die Mutter das Kind bei schönem Wetter lieber im Rollstuhl spazieren als daß sie es zur Therapie bringt. Oder die Eltern klagen, daß das Pflegepersonal sich nicht um die soziale Integration ihres Kindes auf Station kümmere, es sei immer Außenseiter. Andererseits holen die Eltern das Kind in jeder therapiefreien Stunde zu sich ins Hotel oder nachhause und verhindern damit selbst den Anschluß des Kindes an die Kindergruppe auf der Station. Solche Eltern sind sehr verwöhnend mit ihrem Kind. Diese Haltung steht dann im Konflikt mit der Bestrebung des Behandlungsteams, das Kind zur Selbständigkeit zu führen.

In solchen Fällen sind Gespräche zwischen Klinik und Eltern notwendig, die unter der Anleitung einer familientherapeutisch geschulten Fachkraft stehen sollten.

Nicht so sehr ins pathologische gehend, aber auch sehr schwierig handzuhaben, sind die Fehleinschätzungen der Leistungsfähigkeit des verunfallten Kindes durch seine Familien. Häufig werden vor allem die neuropsychologischen Ausfälle schlicht geleugnet. Gerade Eltern, die schon vor dem Unfall sehr hohe Erwartungen an ihr Kind hatten — mein Kind soll es mal besser haben als ich, es soll Abitur machen und eine Karriere im Bankfach —, können kaum davon absehen. Das Kind wird sozusagen nicht freigelassen zu seiner eigenen Biographie. (Auch dies kann übrigens ein zum Unfall disponierender Faktor sein.)

Hilfreich in diesem Fall haben sich durch eine Fachkraft der Klinik angeregte und geleitete Gesprächsgruppen erwiesen, in denen Eltern untereinander sich über diese Dinge austauschen können. Es kommt durch diesen gelenkten Erfahrungsaustausch eher zu einer realistischen Einschätzung der Lage als durch „Eröffnungen" seitens des Arztes.

Statistisch gesehen kann nur etwa die Hälfte der Kinder, die in einem neurologischen Rehabilitationskrankenhaus behandelt werden müssen, auf den alten Schultyp zurück, davon die meisten mit Klassenwiederholung. Die andere Hälfte verteilt sich auf die vorhandenen Sonderschultypen, meist Körperbehindertenschulen, z.T. auch Lernbehindertenschulen, selten Geistigbehindertenschulen. Man muß also bei der Hälfte dieser Kinder insofern mit sozialem Abstieg rechnen.

Ähnlich liegen die Verhältnisse bei erwachsenen Hirnverletzten. Auch hier kann etwa die Hälfte derer, deren Hirntrauma einen längeren Klinikaufenthalt nötig gemacht hat, in den alten Beruf zurück. Ein Teil ist nur noch teilweise erwerbsfähig, ein anderer Teil wird früh berentet; einige können umgeschult werden, meist auf minderqualifizierte Brufe. Auch hier macht also die Hälfte einen sozialen Abstieg durch.

Hinzu kommt der sich mehr im Zwischenmenschlichen abspielende soziale Abstieg innerhalb der eigenen Familie und des Bekanntenkreises. Der hirnverletzte Familienvater, der früh berentet ist, verliert seine dominierende Stellung innerhalb der Familie und kann ihr sogar zur Last werden. Die Familiendynamik solcher Familien ändert sich radikal oder sie bricht auseinander. Es kommt hier gehäuft zu Scheidungen oder Trennungen, was für den Betroffenen die existentielle Verunsicherung, die durch die Unfallfolgen gesetzt ist, noch verschlimmert.

Hier müssen in Zukunft neue Formen der Spätrehabilitation entwickelt werden, vielleicht ambulanter Art, zumal da die Zahl der durch Hirntrauma nicht mehr oder nur eingeschränkt Erwerbsfähigen zunimmt. Insofern es hierbei auch um Hilfe zur Selbständigkeit und um den Wiederaufbau der Erwerbsfähigkeit geht, sollten Arbeits- und Beschäftigungstherapeuten auch an solchen Spätrehabilitationsversuchen wesentlichen Anteil haben.

Weiterführende Literatur

Adler, J.: Pädagogische Hilfen für Kinder mit einem Hirntrauma. Marhold Verlag, Berlin, 1975

Beaumont, G.: Einführung in die Neuropsychologie. Beltz Verlag, Weinheim, 1986

Caprez, G.: Neuropsychologische Therapie nach Hirnschädigungen. Springer-Verlag, Berlin-Heidelberg, 1984

Friederici, A.; Schönle, P.W.: Neuropsychologie der Sprache. Kohlhammer Verlag, Stuttgart, 1984

Leischner, A.: Aphasien und Sprachentwicklungsstörungen. Thieme Verlag, Stuttgart, 1979

Luria, A. R.: Die höheren corticalen Funktionen des Menschen und ihre Störungen bei örtlichen Hirnschädigungen. VEB Deutscher Verlag der Wissenschaften, Berlin, 1970.

Poeck, K. (Hrsg.): Klinische Neuropsychologie. Thieme Verlag, Stuttgart, 1982

Radigk, W.: Kognitive Entwicklung und cerebrale Dysfunktion. verlag modernes lernen, Dortmund, 1987

Ruge, H.: Der Aphasiker und seine fachpädagogische Rehabilitation. Klett Verlag, Stuttgart, 1976

Tsvetkova, L. S.: Aphasietherapie bei örtlichen Hirnschädigungen. Gunter Narr Verlag, Tübingen, 1982

Wais, M.; Köster-Wais, H.: Zur Therapie der Raumanalysestörung bei rechtshemisphärisch Hirngeschädigten. verlag modernes lernen, Dortmund, 1986